読んで防ぐ

腰痛の本

運動学から学ぶ
腰痛予防・改善のポイント

柔道整復師／鍼灸師
熊田祐貴

啓文社書房

はじめに――正しい知識と生活習慣で〝腰の崩壊〟を防ぐ

最近なんだか腰が重い、腰に違和感がある、時どき腰に痛みを感じるが病院に行くほどではない……。そんな腰痛初心者、腰痛予備軍の方は今のうちに手を打っておくことが重要です。

「ちょっと調子が悪いだけ」「生活に支障はないから」といって放っておくと、そのうち腰は〝ぶっ壊れる〟といっても過言ではありません。「いやいや、そんな大げさな」と思った方こそ、腰痛に意識を向けてほしいのです。

からだを動かした時にちょっとでも腰が痛いと感じるようであれば、からだが警鐘を鳴らしている証拠。下半身が痛かったりしびれたり、じっとしていても痛むようになったら、重い脊椎の病気の発症やストレス過多の状態にあるといった危険性も考えられます。

また、すでに腰痛の自覚症状がある方は、これまでいろいろな本を手に取ったりインターネットで検索したりして腰痛治療のための知識を得てきたかと思いますが、今あなたが知っているその〝常識〟は本当に正しいものでしょうか?

間違った情報や古くなった知識を持ったままでいると、腰痛の悪化や再発を招く恐れがあります。腰痛の臨床研究や学際的研究は日進月歩で発展しているため、私たちは常に知識をアップデートする必要があるといえるでしょう。

私は鍼灸師、柔道整復師として国家資格を有し、京都で2つの鍼灸整骨院を経営しています。人間の身体運動（動作）を科学的に研究する運動学や、運動の変化の原因を力学の法則を用いて解明する運動力学の視点を交え、患者さんの日常生活から見直す「根本治療」を行っています。

私の使命は「痛みの根本原因」を突き止めて患者さん一人ひとりに合った施術を行うこと。そして、日本人の〝痛みの概念〟を変えることにあります。

腰痛の原因は、実は腰自体にあるとはかぎりません。例えば、お腹の筋肉がかたくなって腰痛が起こることがあるにもかかわらず、多くの方が「腰をなんとかしないと痛みはなくならない」と思い込んでいると思います。

医師や施術者にも同じことがいえます。慢性的な腰痛に悩まされて病院に通い続けている方がいつまでも良くならなかったり、施術院をいくつも渡り歩いていたりしたら、残念なことに腰ばかりを診たり触ったりする診断能力のない専門家にしか出会えていないといえるでしょう。

痛みの根本原因にアプローチして腰痛の〝正体〟を知り、その痛みを理解し適切に対処することで腰痛の悩みを解消できる可能性があります。

本書は腰痛対策のために行う体操やストレッチの具体的なやり方をお伝えするのではなく、なぜ痛みや不調が起こるのかを明らかにし、日常生活において正しくからだを使って「腰痛になりにくい」状態をきっちりつくっていただくことを目指しています。

腰痛になりにくいからだにするためにはまず、自分のからだを知ることから始めて、ふだんの姿勢や生活習慣を見直しましょう。

また、慢性的な腰痛でお困りの方には、正しい知識を得ることで腰への負担を軽減できること、腰痛は「一生つき合うもの」ではないことをお伝えできればと思います。

腰痛予防の第一歩は〝読んで〟正しい知識を身につけ、自分のからだを自分で〝診て〟あげることです。

腰痛難民にならないように本書を通じて腰痛に対する認識を改めて、「なんとなく腰痛」のうちにからだの使い方や生活習慣を正し、自分の腰は自分で守りましょう。

柔道整復師／鍼灸師　熊田 祐貴

読んで防ぐ 腰痛の本——

目次

はじめに――正しい知識と生活習慣で〝腰の崩壊〟を防ぐ……2

第1章
あなたの腰痛の常識を塗り替える！……17

原因がわかっていないのに治そうと思うから治らない!!……18
はじめにお伝えしておきたい3つのこと……18

腰痛は今や日本人の国民病!?……24
腰は本当に痛くなる前に「治す」！……24
世界の中でも「腰痛持ち」が多い日本人……25

腰痛の原因は特定しきれない!?……28
そもそも「腰痛」って何？……28

あなたも「腰痛予備軍」かも!?……33

「仰向けが少しきついい」は黄色信号！……33
「腰痛予備軍」は、こんな人たち！……34
腰が「重い」は、すでに腰痛になっている証拠……36
ウィズコロナ時代は「ウィズ腰痛」時代……37

腰痛の真の原因は「筋力低下」にあり!!……38

からだを休めても痛みが取れないのが腰痛……38
お腹の筋力が低下して骨盤がゆがむと腰痛になる！……39
腰痛になる人とならない人……41

お腹と背中の筋力がアンバランスだと腰痛になる!!……42

腰痛にはお腹の筋力が関係していた！……42
背中でがんばると腰痛になる！……43

腰が〝ぶっ壊れる〟前に生活習慣を見直そう!!……46

負担をかけすぎると腰をダメにする！……46
くしゃみをする時は腰にかかる負荷を逃す！……47
通常は使いすぎた腰は睡眠で回復させている……48

〝ラクする生活習慣〟が腰痛という現代病を蔓延させた！……51

第2章

ちょっとした気づきが腰痛を防ぐ！……53

腰痛は「生活習慣」を見直せば治すことができる!?……54
腰痛もいわゆる「生活習慣病」の一種!?……54
正しいからだの使い方を身につければ、腰痛は改善する！……55
腰痛は自分で防ぐ&治すことができる!!……57
腰痛と虫歯の共通点……57
リハビリや体操の動きは生活の中に組み込まれている!?……58
日常の動作を適切に行えば腰痛は予防できる!!……60
正しい姿勢と正しいからだの使い方を知る……60
背骨のS字カーブが重力への抵抗力を高めている！……61

大股ですたすた歩いている人に腰痛持ちはいない!? …… 63
あごを引いて座り、お腹に力が入っていることが重要! …… 66
寝返りを打てないと腰は休まらない! …… 69
荷物はひざを曲げて、お腹の力を使って持ち上げる! …… 72

ラクする生活で筋力の低下スパイラルが生じて腰痛になる!! …… 74

筋力を維持する生活を心がける …… 74

意識すればすぐにできる日常生活における腰痛予防&対策 …… 77

長時間のドライブでも腰痛にならない裏ワザ …… 77
リュックは腰で持つのではなく「お腹」で持つ意識で! …… 78
いつも座るイスは丸イスが正解! …… 80
足の指がしっかり使えないサンダルはNG! …… 81
自分でできる正しい腰痛ケア3か条 …… 82

腰痛対策アイテムには頼らない …… 84

杖に頼るのは最終手段 …… 84
腰を支える便利アイテムは一時しのぎでしかない! …… 85

湿布で腰痛が治るわけでない！ 85
疲れが溜まっているのに筋トレをすれば腰痛になることも!! 86
腰痛予備軍＆腰痛持ちが筋トレを始める前に気をつけるべきこと 86
筋トレは回数や重量を目標にしないこと！ 87
日常生活の中で30％の筋力を使えていれば維持できる！ 88

第3章 自分のからだ、知ってるつもり？

91
腰は重要なところなのに、実は鈍感!? 92
「からだの要」と書いて「腰」 92
腰痛と姿勢は切っても切り離せない関係 94
姿勢の「ゴールデンライン」を知っていますか？ 94
ラクな姿勢ほど、からだをゆがめる！ 96

姿勢を良くすれば腰痛は消える!? …… 99
姿勢を見れば痛みの原因の9割はわかる! …… 99
姿勢は「形」だけにこだわることなかれ! …… 102
不良姿勢を招く原因も筋力低下にあり! …… 104
姿勢を保つために、はたらく筋肉に注目! …… 106
骨格を知れば腰痛が起こる理由がわかる!? …… 110
背骨は「7:12:5」に分かれている …… 110
脊柱の特徴を理解することで腰痛を予防! …… 112
脊柱の可動域を知ることで腰痛を防ぐ! …… 114
「椎骨」の構造と役割を知っておく …… 115
骨盤を知らずして腰痛は防げない!! …… 117
腰まわりの骨で重要なのが「骨盤」 …… 117
腰痛の症状が出やすいのが「仙腸関節」 …… 118
「股関節」はいつも酷使されている! …… 119
骨盤のずれと背骨の弯曲はワンセット! …… 120

骨盤の異常は4パターンある！……121
筋肉のはたらきを知って筋力低下を防ぐ!!……128
腰の筋肉は背中からお腹まで幅広くある！……128
筋肉は〝合わせ技〟で機能している！……130
からだを動かす筋肉とからだのぶれを止める筋肉のはたらき……133
筋肉は3か月で生まれ変わる……134
お腹を使えているかどうかは姿勢ではわからない!!……136
ヨガのポーズができても、お腹は使えていないかも!?……136
お腹の筋肉は4種類ある！……137
「腹圧」を高めれば腰痛は予防できる！……138
腹式呼吸で「腹圧」を高めよう！……141
「腸腰筋」を鍛えてやわらかく保つことがポイント!!……143
人間と猿の違いは「腸腰筋」にあり！……143
腹筋は「鍛える」だけでは不十分！……144
腸腰筋を使う感覚をからだで覚える！……147

第4章 1回で改善する！ 施術院選びのポイント……149

すぐ揉む施術院では腰痛は治らない!?……150
施術院は「いつまでも通い続ける」ところではない！……150
1回の施術で「良くならない」というのはありえない！……153
しっかり問診・診断できる施術院が正解！……155
施術の腕だけでなく、コミュニケーション能力がモノを言う！……155
「腰痛知らずの人生」を想像できる施術院を選ぶ……157
良い状態を維持するためには、施術院への通院も必要……159
腰痛初心者&腰痛予備軍のための施術院Q&A……161
施術院がたくさんあるのはなぜ？……161
腰が痛くなったらどこに行けばいい？……162
施術院の種類と施術の違いは？……163

腰痛はどのくらいで治るもの？……165
電気療法や磁気療法は腰痛に効く？……166
いろんな施術を試すのはあり？……167
健康保険の適用と不適用の違いは？……168
予約が取れない施術院、流行っている施術院の腕は確か？……169
口コミの評判は信じてもいい？……169
個人経営店とチェーン店だったら、どちらがおすすめ？……170

第5章 根本治療で本当の腰痛改善を目指す

根本治療で本当の腰痛改善を目指す……173
腰痛を軽視すると、人生の歯車が狂い始める!?……174
腰痛離れができないと、いずれ寝たきりになる!?……174
原因不明の腰痛はストレスの限界!?……175
腰痛が原因で脳の酸素が不足すると……176

腰痛を引き起こすさまざまな原因……177
病院で診断される代表的な腰痛……177
実は多くの人が「椎間板ヘルニア」だった!?……180
「脊柱管狭窄症」になったら手術が必要!?……182
「坐骨神経痛」は病名ではない!?……184
急に腰が痛くなれば、すべて「ぎっくり腰」と呼ばれる……185
ぎっくり腰は動いたほうが良い!?……186
ほとんどの腰痛は「腰」に原因があるわけではない!?……188
腰痛の「痛み」は神経の圧迫から起こる……188
腰痛を引き起こす要因はほかにもある!!……191
加齢によるからだの変化……191
他の病気と腰痛の関係……193
腰痛予防&対策がもたらす〝福音〟は、いきいき長生き人生!!……194
腰痛にならないようにすれば認知症を防げる!?……194

腰痛予防&対策で健康寿命も延びる！ 196

腰痛予防&対策のモチベーションは続かないのが前提！ 197

3か月ジム通いが続く人はたった数%！ 197

腰痛離れができないのは性格の問題もある!? 198

3要素のしくみづくりで腰痛離れは成功する!! 200

腰痛予防&対策のしくみづくりに必要な3要素！ 200

おわりに 202

第1章

あなたの腰痛の常識を塗り替える！

原因がわかっていないのに治そうと思うから治らない!!

はじめにお伝えしておきたい3つのこと

本書をお読みいただく前に、大事なことをお伝えします。

腰痛は、ストレッチや体操をするだけでは治りません!

ストレッチや体操で一時的に症状は和(やわ)らぐかもしれませんが、痛みはそのうち必ずぶり返します。なぜなら、痛みの根本である「原因」にアプローチしていないからです。

原因がわからなければ、どんな予防も対策も無意味だといえます。

腰痛予防や対策、腰痛の施術にあたっての私の考えは次のとおりです。

1. まずは「原因」を探りあてることが重要!

私の鍼灸整骨院では、はじめから腰（患部）には触りません。まずは患者さんのからだを目で〝診て〟不調や痛みの原因を探りあてることからスタートします。

どれだけ姿勢が傾いているか、からだのどこに力を入れているかといったことを診て根本原因を見極め、患者さんにもご自分のからだの状態を理解していただいた上で施術計画を提案し、納得していただいてから施術を始めます。

患者さん自身が不調や痛みの原因を知らなければ、いくら良い施術を行っても完治することは難しくなります。なぜなら、一部の特異的な腰痛を除いて、約85％もの腰痛が生活習慣に関係しているからです。

施術した直後は良くなっても、日常生活を送るなかで元に戻ってしまってはまったく意味がありません。いうなれば、頭が痛いから頭痛薬を飲んで、痛みが治まったらそれでよし、ではないのです。

なぜ頭痛が起こっているのか？　眼精疲労のせいなのか低気圧不調のせいなのか、あるいはくも膜下出血の可能性も考えられます。頭の内側と外側のどちらに痛みの原因があるのかを特定できなければ、適切な解決策にはたどり着きません。

また、正しい原因を知らないままに「痛いから」病院に行くのだって、危険を招くことがあります。例えば、胃痛のため胃腸内科で診察してもらったものの胃腸の病気ではなく、後に実は脳の病気だったことが判明した、なんてこともあるわけです。

腰痛にも同じことがいえます。全体の約15％を占める特異的な腰痛のなかには、内臓の病気やがんの脊椎転移が原因といった場合もあります。こうした危険の可能性があることを知っているかいないかで、あなたの人生が左右されるのです。

このように根本の原因を明らかにすることが、いかに重要かが、おわかりいただけたかと思います。

「ちょっと腰が痛いだけだから」といって腰痛を軽視したり、「腰が痛いから腰を診てもらおう」と思い込んで痛みの原因を誤って認識していたりしては、いつまで経っても腰痛離れはできません。

腰痛知らずの人生を送るには、不調や痛みの原因を知るために正しい知識を身につけること。そして、正しい診断（＝対策）をすることが重要になります。

これから私が腰痛の「なぜ？」に、すべてお答えします。

本書で腰痛やからだのしくみの理解を深め、今すぐ予防や対策を始めましょう。

■ほとんどの腰痛の原因はわからない?

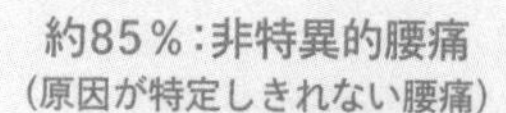

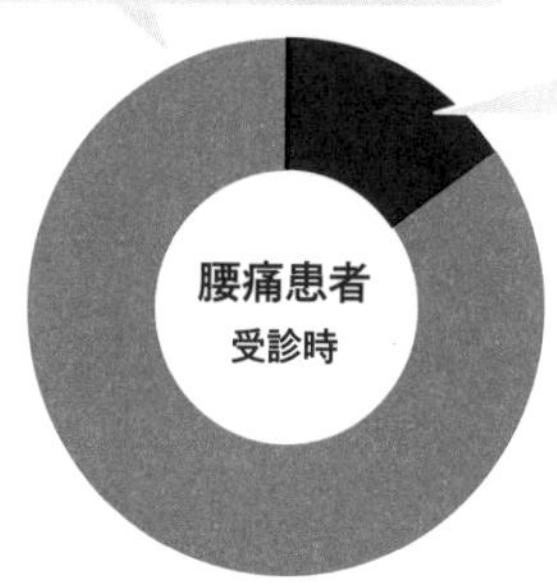

約15%:特異的腰痛
(原因が特定できる腰痛)

椎間板ヘルニア	4~5%
脊柱管狭窄症	4~5%
腰痛よりも下肢症状(坐骨神経痛など)が主訴	
圧迫骨折	4%
感染性脊椎炎やがんの脊椎転移	1%
大動脈瘤、尿路結石などの内臓疾患	1%未満

(出典:What can the history and physical examination tell us about low back pain? JAMA 268: 760-765,1992)

2. 腰痛原因は「筋力低下」がほとんど!

先ほど、腰痛は生活習慣に関係していると説明しましたが、腰痛を引き起こす原因はずばり、「筋力低下」にあります!

あまり歩かなくなったり、ふかふかのソファに座ったりと、日常生活のなかでどれだけラクをしているか……思いあたるふしがある人は少なくないと思います。こうした〝ラクする生活習慣〟が、からだのあらゆる筋肉を衰えさせていることは想像に難くないでしょう。

腰痛の原因は、約15%の「特異的腰痛」と約85%の「非特異的腰痛」に大別されます。上のグラフをご覧いただくと、ほとんどの腰痛は原因を特定しづらい・特定しきれていないことがわかります。これらは、いわゆる「腰痛症」ということになります。

私は「筋力の低下が腰痛を招いている」といっても過言ではないと考えています。

その理由は、からだのしくみといっしょに後ほどくわしく解説しましょう。

〝ラクする生活習慣〟によってからだ中の筋力が低下し、姿勢が悪くなり、そして腰の痛みが発症します。

頭痛と同じように、ストレッチをして腰の痛みがなくなればＯＫではありません。

腰の痛みや姿勢の乱れは、ストレッチや体操で一時的に治すことはできますが、腰痛の根本的な解決にはなりません。ストレッチや体操は対症療法でしかないのです。

腰痛にならないようにする、腰痛を治すためには、筋力が衰えないようにふだんの生活習慣から見直すことこそが大切なのです。

3．予防も対策も続けることが大事！

ここでもうひとつ断言します。

〝ラクする生活習慣〟がある人に、腰痛予防や腰痛対策を続けることはできません！

多くの人が「痛くなくなったらそれでいい」と思っており、その場がしのげて日常生活に支障がなければ、概ね問題ないと考えているのでしょう。腰痛が再発するまで、その痛みやつらさを忘れてしまう人もいるかもしれません。

腰痛を軽視することが、いかに危険かは先ほどもお伝えしましたが、まだ今ひとつピンときていないかもしれません。

また、本書を読んで予防や対策のモチベーションが上がったとしても、その気持ちもきっと長くは続かないでしょう。

英会話学習やダイエット、ジム通い、貯金や節約などなど、だれしも挫折をくり返したことがあるはずで、どれも長く続けることができなければ成果は出ません。

腰痛も然り、予防や対策を続けなければ、腰痛を根本から治すことはできません。

だからこそ〝ラクする生活習慣〟から脱して、予防や対策を続けられるように工夫する必要があるのです。その方法についても後ほどお教えしましょう。

これから本書でお教えするのは〝腰痛改善の近道〟です。

ここを通って腰痛離れができたあなたの人生は、きっと好転することでしょう。

腰痛は今や日本人の国民病!?

腰は本当に痛くなる前に「治す」!

最近、リモートワークが増えて座っている時間が長くなったせいか、腰が重だるくなっていませんか? 通勤電車の中で、以前よりも立っているのがつらく感じられませんか?

そんなあなたに忠告します。腰痛を「治す」なら今です!

「別に今は痛くないし」なんて、言っている場合ではありません。腰が重い、だるい、つらいといった違和感は腰のオーバーワークからきているため、放っておくと腰は必ず〝ぶっ壊れ〟ます。だから、本格的に腰が痛くなる前に手を打つこと、壊れる前に「治す」ことが重要なのです。

腰痛を「治す」ためのキモとなるのは、腰痛について正しい知識を身につけ、自分の腰の状態を知り、早期改善に手をつけることです。

あなたの腰は今、疲れきって悲鳴を上げています。痛くて動けなくなってしまう前に、今すぐ腰痛予防&対策を始めましょう。

世界の中でも「腰痛持ち」が多い日本人

２０２２年、世界人口は80億人を突破しました。そのうち、どのくらいの人が腰痛になっているかをご存じでしょうか？

ヨーロッパリウマチ学会（ＥＵＬＡＲ）の公式機関誌『Annals of the Rheumatic Diseases』の調査によると、世界人口の約９・４％が腰痛に悩まされているといわれています（２０１４年時点の世界人口77億人のうち、１８７か国で健康状態を調査したもの）。つまり、世界には７・２億人もの「腰痛持ち」がいるのです。

また、主要７か国の慢性腰痛（ＣＬＢＰ）の市場規模は、２０２０年に62億２，７００万米ドルとなり、調査期間（２０１９〜２０２３年）に３・８５％の年平均成長率（CAGR）で拡大すると予測されています（出典：Chronic Lower Back Pain (CLBP) - Market Insight, Epidemiology And Market Forecast - 2032）。

では、日本の腰痛事情はどうでしょうか？

日本整形外科学会の調査によると、日本では4人に1人、実に3，000万もの人が腰痛に悩んでおり、約80％が一生に一度は腰痛を経験するともいわれています。

東京大学のグループが行った大規模住民コホート研究（LOCOMOスタディ）「膝痛・腰痛・骨折に関する高齢者介護予防のための研究」によると、日本人の腰痛の有病率は38％であることがわかりました。この調査結果をもとに、40代以上の腰痛持ちは2，770万人（男性：1，210万人、女性：1，560万人）であると算出されています。

厚生労働省による「国民生活基礎調査」でも常に有訴者率トップに挙がっている腰痛は、今や国民病といえるでしょう。

日本人に腰痛持ちが多い理由のひとつとして、「生活習慣」の変化が関係していると私は考えています。

戦後の日本はあらゆるものの西洋化が進み、洋風の住宅で暮らすようになりました。家の中にリビングルームができ、そこにソファが置かれるようになって、次第に生活環境が変わっていきました。

欧米諸国におけるリビングルームは「来客をもてなす場」、ゲストルームの意味合いがある部屋で、欧米人は基本的に家の中でも靴を履いたままでいるので、ソファの上で長時間くつろぐことはないように思います。

一方、家の中で靴を脱いでいる日本人にとって、リビングルームはくつろぐこともできる場です。座り心地のいいソファの上で、テレビを観たりスマートフォンを見たりして長時間、座りっぱなしのままでいる人は少なくないでしょう。

オーストラリアの研究機関の調査（２０１１年）によると、日本人は世界20か国中で最も長い時間、座っていることがわかりました。日本人（成人）が座っている時間は1日（平日）約7時間だそうで、「座りすぎ」は健康に悪影響を及ぼす恐れがあることも明らかになっています。

いうまでもなく、ソファに座り続けるのは、からだにとって非常に良くありません。特にふかふかのソファは腰が沈み込み、背中が丸まって猫背になってしまいます。この姿勢で長時間、座りっぱなしでいると、腰への負担が大きくなってしまうのは想像に難くないでしょう。

座りっぱなしの生活習慣が原因で、日本人に腰痛持ちが多いのだと考えられます。

腰痛の原因は特定しきれない!?

そもそも「腰痛」って何？

さまざまな原因で腰が痛くなる病気を「腰痛症」といいます。

腰痛症は、原因を特定できる「特異的腰痛」と、原因を特定しづらい・特定しきれない「非特異的腰痛」に分かれます。

整形外科などの医療機関で医師が診察やX線・ＭＲＩなどの画像検査を行い、痛みの原因が特定できるものは「特異的腰痛」となります。なお、診察によって「診断名」をつけられるのは国家資格の医師免許を持つ医師だけで、画像検査を行うことができるのは医療機関だけです。

「特異的腰痛」は、よく耳にする椎間板ヘルニアや脊柱管狭窄症など腰の神経の障害によって起こる腰痛、骨粗しょう症などによって起こる圧迫骨折、内臓の病気や重い脊髄の

■ 原因を特定しきれない腰痛の一例

手術が不要で、原因を特定しきれない腰痛（全体の約85％）				
	1 筋性腰痛 約10％	2 前屈腰痛（椎間板性腰痛） 約40％	3 のけぞり腰痛（椎間関節性腰痛） 約40％	4 お尻腰痛（関節性腰痛） 約10％
どんな人が多い？	肉体労働が多い人やデスクワークの人に多い	背筋が弱い人やデスクワークの人に多い	反り腰の人や女性に多い	産後の女性に多い
どんな時に痛い？	長時間同じ姿勢でいたり、強い負荷を与えたりなど、特定の箇所の筋肉を酷使した時	しゃがんで物を取るなど、前かがみになった時	電車のつり革につかまったり、赤ちゃんを抱っこしたりなど、反る動きをした時	からだをねじったり、思い荷物を持ったりした時
見分け方は？	痛い場所を揉むと、痛みが軽快するかどうか	前屈して、腰に痛みが起こるかどうか	のけぞって、腰に痛みが起こるかどうか	腰と尾てい骨の間、仙骨のつけ根あたりが痛いかどうか
おすすめの対処法は？	筋肉を休ませる／痛む箇所をマッサージ	ストレッチと背筋を鍛える筋トレ	ストレッチと腹筋を鍛える筋トレ	ストレッチと骨盤のゆがみを整える体操

■ 新・腰痛の原因

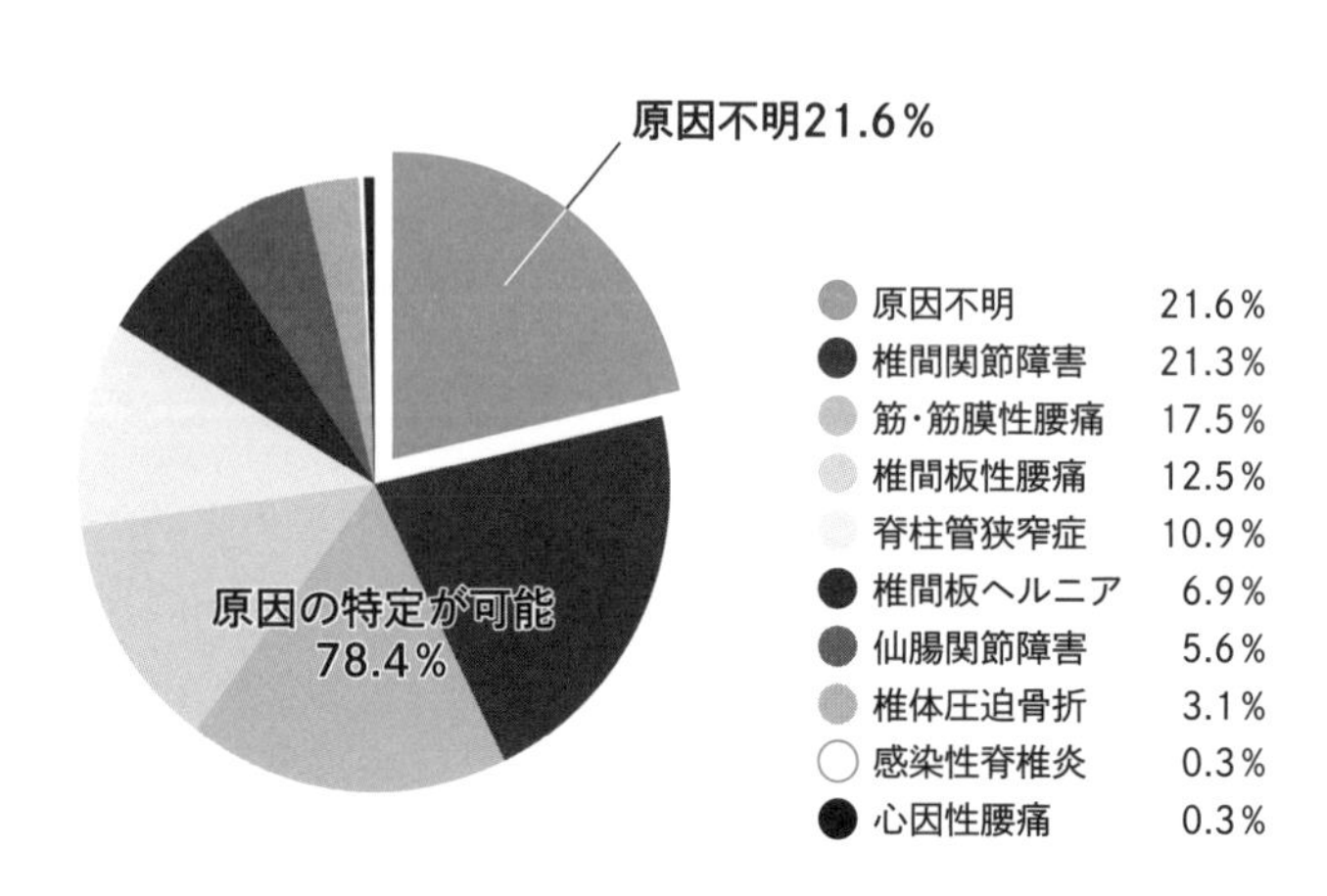

病気によって起こる腰痛で、腰痛患者全体の約15%にあたり、時に手術をする必要があります。これらの腰痛は重篤な症状を引き起こす可能性が高いため、早期かつ確実な診断が必要です。

一方、手術をする必要がない約85%にあたる「非特異的腰痛」は、「腰痛症」と呼ばれます。

これまで腰痛の8割は原因不明といわれてきましたが、2016年、山口大学の整形外科専門医によって、画像検査では所見を指摘しにくい「非特異的腰痛」の約80%の原因が明らかになりました。「非特異的腰痛」は主に、筋肉疲労などによるもの、椎間板の圧迫負荷によるもの（椎間板ヘルニアとは異なる）、腰椎の関節（椎間関節や仙腸関節）に痛みの原因があるもの、および心理的要因によるものに分類でき、原因不明の腰痛は全体の約20％にすぎないことが報告されています。

画像検査で所見が認められても腰に痛みが生じていない人もいるため、からだの異常と痛みに因果関係があるとはいえず、このことからも画像検査によって腰痛の原因が特定できるわけではないことがわかります。

また、腰痛には急性のものと慢性のものがあります。

急激または不用意な動作によって突然痛みが生じたものや、発症してから4週間未満のものは「急性腰痛症」と定義されています。「魔女の一撃」と呼ばれているぎっくり腰も急性腰痛症です。腰の痛みが3か月以上続く場合は「慢性腰痛症」と定義され、急性と慢性の間は「亜急性腰痛症」と呼ばれています。

慢性腰痛の患者さんの中には、腰に異常がないのに痛みが続く人と、腰の異常が治ったのに痛みが続く人がいます。

『腰痛診療ガイドライン』（日本整形外科学会）で引用されている論文では、腰痛を長引かせる原因として「個人的な、または社会的な心理社会的因子」が挙がっています。ストレスなどの心理的・社会的要因は腰痛の発生にも関係していますが、腰痛の難治化の原因にもなっているのです。

医療機関では、慢性腰痛の患者さんの治療の妨げとなっている精神医学的問題を探る方法として、ＢＳ－ＰＯＰ※という問診票が使われることがあります。

慢性的に腰痛を抱えている人は痛みで動きづらさを感じているでしょうし、ぎっくり腰になったことがある人は「あんな痛い思いは二度としたくない」と不安に思うと、どうしても行動を制限しがちです。そんな生活習慣がストレスになっている可能性もあります。

２００３年に実施された「腰痛に関する全国調査」（日本整形外科学会プロジェクト委員会）によると、治療を要するほどの腰痛を毎年のようにくり返している腰痛経験者は約30％いることがわかっています。また、急性腰痛症の再発率は1年以内で73％（他の報告では66～84％）、３年間の再発率は84％と、いずれも高い割合になっています。

このように「腰痛は再発するもの」というのが常識と思われますが、私はそうは思いません。腰痛を確実に治す方法は、後ほどお教えしましょう。

※「ＢＳ－ＰＯＰ」：Brief Scale for Psychiatric Problems in Orthopaedic Patients（整形外科患者における精神医学的問題を知るための簡易問診票）

あなたも「腰痛予備軍」かも!?

「仰向けが少しきつい」は黄色信号!

あなたが腰痛かどうか、腰痛がどのような状態にあるかは、次の方法で確かめることができます。

前かがみになると腰が痛い場合は、椎間板に異常があります。

からだを反ると腰が痛い場合は、椎間関節に問題があります。

からだをねじったり伸ばしたりすると腰が痛い場合、または腰を押して痛い場合は、筋肉のトラブルです。

これらが自分でもわかる簡単な見立てになります。主な腰の病気は、第5章をご覧ください。

また、私が施術前に重視しているのが、仰向けになれるかどうか。仰向けの状態がきつく感じられるかどうかを確認します。

腰が正常な状態であれば、重力の関係で背中もひざ裏も床にペターッと接して、からだがほぼ一直線になると思います。立っている時に反り腰になっている人は、仰向けになった時に背中が床につく人もいれば、関節がかたまっていて床につかない人もいます。仰向けの状態で床から背中やひざ裏が浮いていたら、からだにゆがみが生じています。

また、猫背も同様、腰が丸まっていて仰向けになっても背中がまっすぐに伸びない人は、関節がかたまってしまっています。

仰向けの状態がきつかったら、たとえ腰が痛くなくても腰痛予備軍です。

関節がかたまった状態では、日常生活の中でからだを正しく使うことができません。まずはかたくなった関節をほぐすことから腰痛予防&対策を始めましょう。

「腰痛予備軍」は、こんな人たち！

少しでも痛みを感じていたら当然、腰痛ですが、「腰痛予備軍」なる人たちは大勢います。自分は腰痛ではない、腰痛になったことはないと思っている人も、実は腰痛予備軍だったりするのでご注意ください。

腰痛予備軍の代表例は、筋力が低下している人です。運動不足の人、大きな手術をした人、産前産後の女性です。

私の考えでは、日常生活の中できちんとからだを使うことができていれば、運動不足になることはありえません。毎日ウォーキングしたり、スポーツジムやフィットネスクラブに通ってからだを動かしたりしなくても、本来は運動不足にはならないのです。

つまり、ふだんから筋肉を使えているかどうかが重要だということ。筋肉は使わないとどんどん失われていきます。そのため、手術後はリハビリをしたり、産前産後はマタニティトレーニングをしたりする必要があることはおわかりいただけると思います。

ただ、からだをたくさん動かせばいいのではなく、いかに正しくからだを使うか。この後、第2章で日常生活の中でのからだの使い方をお教えしましょう。

また、肥満体型の人も典型的な腰痛予備軍です。例えば、ぽっこりお腹は安定感があるように見えますが、お腹の筋肉が使えていないため、腰で体重の負荷を受け止めています。腰はお腹で支えるものなので、腹圧が低い状態のぽっこりお腹の人は腰痛になりやすいといえるでしょう。腹圧については第3章でくわしく説明します。

腰が「重い」は、すでに腰痛になっている証拠

腰が「重い」「だるい」とはどういうことか？「だるさ」は医学的には「倦怠感」と呼ばれる症状で、疲労が蓄積されている状態をあらわしています。

「なんとなく腰が重だるい」と訴える患者さんの多くが、腰をひねると痛い、立ち上がる時に腰が痛いなど、からだを動かした時に痛みが出ているわけではなく、何もしていなくても、ただ腰が重だるいというのです。

腰が重だるい場合は、腰自体に損傷が見られないこともあるため、筋肉に疲れが溜まって筋肉がかたくなり、神経がゆるく圧迫されているのかもしれません。

休んでも取れないだるさは、からだの危険信号が点灯している状態です。「なんとなく腰が重だるい」状態を放っておいてはいけません。

腰を覆っている「重だるさ」の奥に神経痛、関節痛、筋肉痛が隠れている可能性があります。これらの痛みは神経のあたり方によって感じ方が異なるため、私は施術前に患者さんにさまざまな動きをしてもらい、重だるさの正体を突き止めてから適切な施術を行っています。腰に重だるさを感じていたら一度、施術院で診てもらうといいでしょう。

ウィズコロナ時代は「ウィズ腰痛」時代

新型コロナウイルスの影響で生活スタイルが変わり、新たな腰痛患者が生まれています。例えば、リモートワークの普及によってデスクワークの時間が増え、座りっぱなしの姿勢でいるために、腰痛になりやすくなっているといえるでしょう。

その上、運動不足が重なると、ますます腰痛が起こりやすくなります。令和2年度「スポーツの実施状況等に関する世論調査」（スポーツ庁）によると、「運動不足を感じる」と回答した割合は79・6％。なかでも30～50代の働き盛り世代が運動不足を感じている割合が高く、週1日以上のスポーツ実施率も55％程度（全世代の平均は59・9％）となっています。

また、感染が拡大する前よりもストレスを感じることが増えた人は7割近くに上ったという調査報告もあります（NHKによる「新型コロナウイルス感染症に関する世論調査」2020年11～12月実施）。特に慢性腰痛には精神的要因が関係しており、ストレスやうつ病などが痛みを招く原因になっています。

ウィズコロナ＆アフターコロナ時代の「ウィズ腰痛」潮流に乗らないように、本書でしっかりと腰痛予防＆対策を実践しましょう。

腰痛の真の原因は「筋力低下」にあり!!

からだを休めても痛みが取れないのが腰痛

85%の「非特異的腰痛」の内訳が明らかになっていることは先ほどお伝えしましたが、これら多くの腰痛は、筋力低下からきていると私は考えています。

簡単にいうと、「寝ても腰の痛みが取れない」ものが腰痛であり、筋力が低下しているせいで腰まわりの筋肉や関節に負荷がかかりすぎているということです。

筋肉疲労、椎間板の圧迫負荷、腰椎の関節に痛みの原因がある腰痛はすべて、腰を使いすぎているせいで起こります。

腰痛持ちは、「筋力が低下している状態で腰を酷使しすぎていて、回復が間に合っていない」ことに気づいていないのです。

便利な世の中になってからだを使わなくなり、からだが弱くなっていることを、まずは自覚してください。

筋力が低下している腰を使い続ければいずれ痛みが生じるのは当然で、腰はそのうち〝ぶっ壊れ〟てしまいます。そして「診断名」がつく腰痛になってしまうのです。

だからといって、腰を使わないようにすることはできません。ふだんから腰に負荷のかからない姿勢の保ち方、からだの動かし方を身につけることで、腰のオーバーワークを防ぎましょう。

お腹の筋力が低下して骨盤がゆがむと腰痛になる!

多くの腰痛の原因は「筋力低下」にあります。

私の鍼灸整骨院に初めて来られる患者さんのなかで、腰痛は「腰の筋肉の痛み」だと思っている方は、腰を揉めば治ると思い込んでいます。そこで私が、「腰痛の原因は、実はお腹の筋力低下にあるんです」と伝えると、皆さん一様に驚かれます。

腰痛の原因はズバリ、日常生活のなかでお腹を使わなくなったことにあります。

ここからは、お腹が原因で腰痛になるメカニズムを説明しましょう。

お腹と股関節を結ぶ筋肉群を「腸腰筋」と呼びます。この腸腰筋を動かさなくなると、

腸腰筋

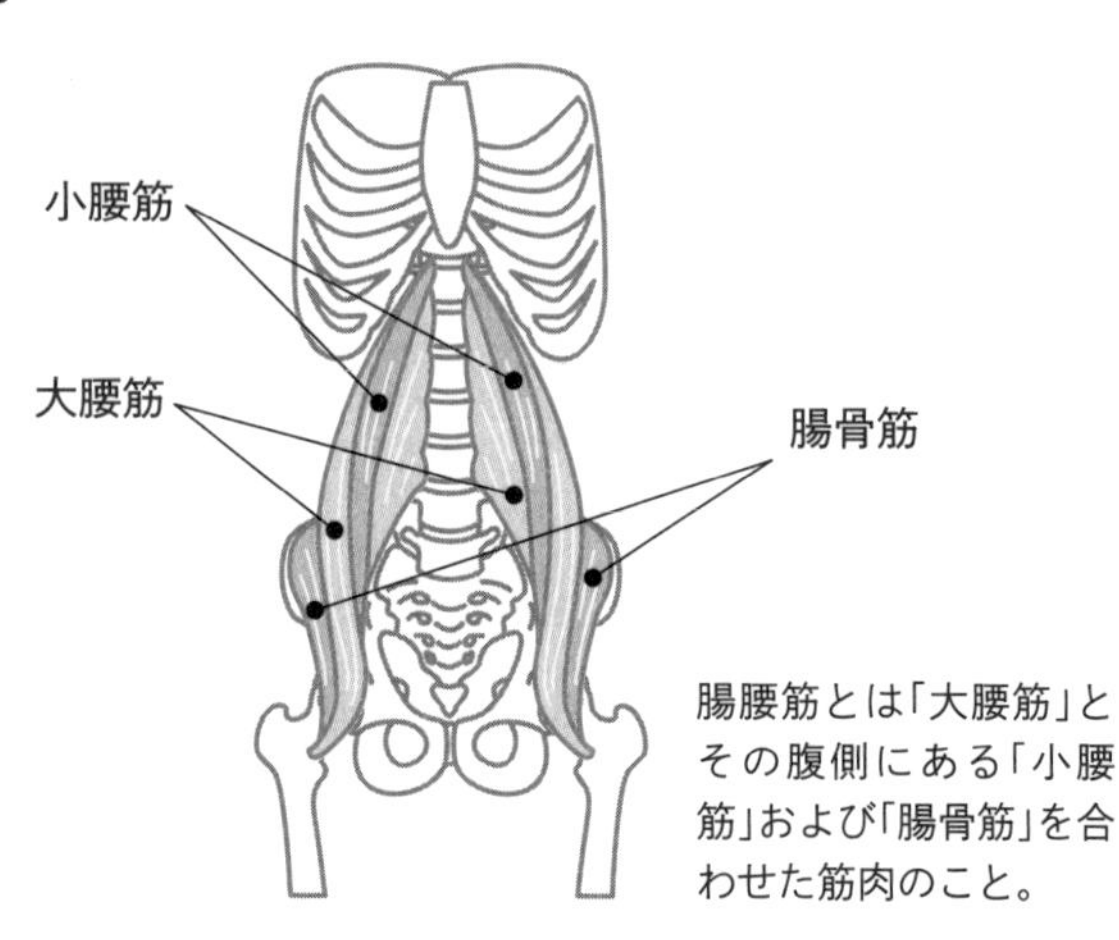

腸腰筋とは「大腰筋」とその腹側にある「小腰筋」および「腸骨筋」を合わせた筋肉のこと。

お腹が弱くなります。「お腹が弱くなる」というのは例えるなら、ゴムがゆるゆるのジャージをはいて、お腹がラクをしているようなイメージです。

腸腰筋がゆるむと骨盤を支えきれず、骨盤が前傾して背中が丸まって、お腹がぽっこり出てきます。この状態はいわゆる猫背の姿勢で、腰痛を引き起こします。

また、前かがみになった上半身を元に戻そうとすると、弱くなったお腹に代わって背中ががんばります。腰を反ると腰に過度な負荷がかかり、反り腰の姿勢を長く続けていると、やがて腰に痛みが発生するというわけです。

これが、お腹が弱くなって腰痛になるメカ

ニズムです。

腰痛になる人とならない人

一見、同じような動きをしていても腰痛になる人とならない人の違いは、筋力や日常生活における姿勢、からだの使い方に違いがあるから。たとえ腹筋を鍛えていたとしても、姿勢が悪かったり腰に負荷がかかる動きをしたりしていると腰痛になります。

また、日頃の運動不足によって筋力が衰え、血行不良となってからだのコリを誘発し、このコリが神経を刺激して痛みが生じます。

運動不足の人のなかでも腰に痛みが生じる人と生じない人の違いは、電気信号の伝わり方に個人差があり、神経へのあたり方＝「痛みの感じ方」にも違いがあるからでしょう。また、その時どきの体調・心理状態にもよります。

お腹と背中の筋力がアンバランスだと腰痛になる!!

腰痛にはお腹の筋力が関係していた!

それでは、腰痛のメカニズムについてくわしく解説しましょう。

まずは次のページの図をご覧ください。腰痛が起こる原因は、骨盤の傾き（ずれ）にあります。骨盤が前傾すると前かがみの姿勢になり、骨盤が前傾したまま頭を正しい位置に戻そうとすると、腰骨のあたりが弯曲します。これは骨盤の傾きを腰でカバーしている状態で、前に傾いた分（角度）が腰への負担の大きさになります。

骨盤の傾きを腰でカバーすれば腰痛になり、ひざでカバーすればひざ痛になります。首でカバーした場合は肩こりなどが起こるでしょう。

なぜ骨盤が前傾するかというと、お腹の筋力が落ちているから。骨盤を前で支える筋肉が弱くなっているため、骨盤を支えきれなくなって骨盤が前にずれてしまいます。そして

骨盤前傾によるからだへの負担

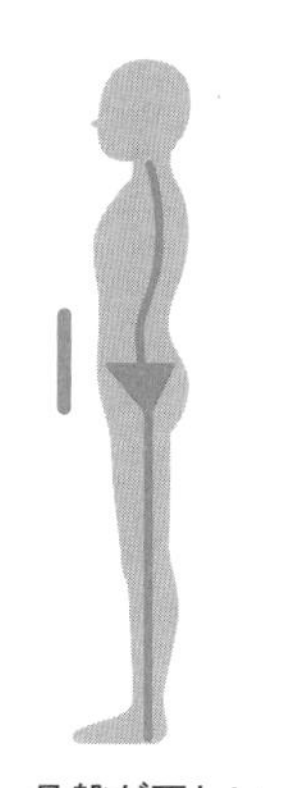

骨盤が正しい
位置にある場合

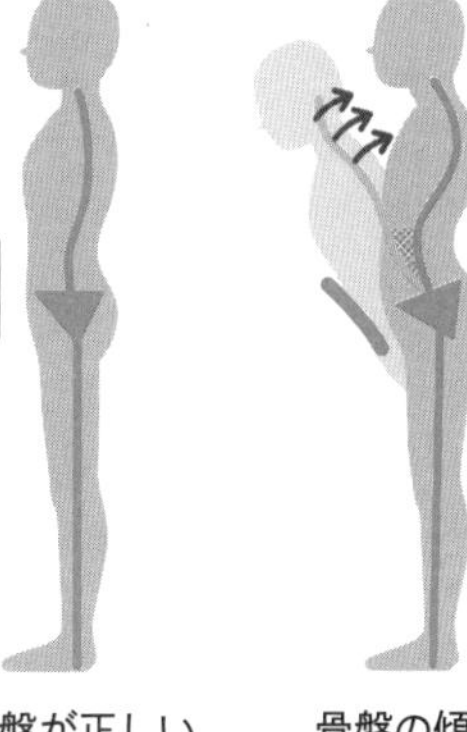

骨盤の傾きを
腰で調整した場合

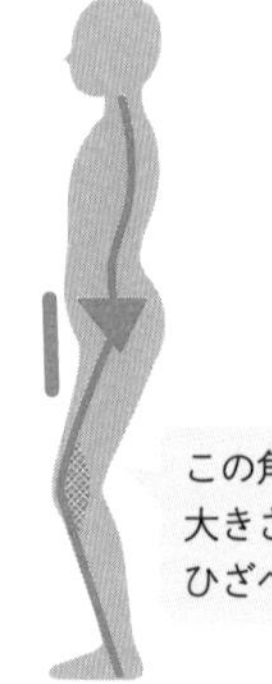

骨盤の傾きを
ひざで調整した場合

前に倒れた上半身を、腰を使って元に戻そうとして腰痛になるというわけです。

背中でがんばると腰痛になる！

腰まわりは本来、お腹と背中の筋肉をバランスよく使って支えるものです。ところが、お腹の筋肉が弱くなると骨盤を支えられなくなって前傾し、背中の筋肉ががんばらないと上半身が前に倒れてしまうため、反り腰になってしまいます。

お腹と背中のバランスが均等であれば、腰痛にはなりません。それが、お腹を使う力が1、背中を使う力が3のバランスになると腰に痛みが生じます。また、反った状態で関節がかたまってしまって、動かなくなっている

腰痛の正体

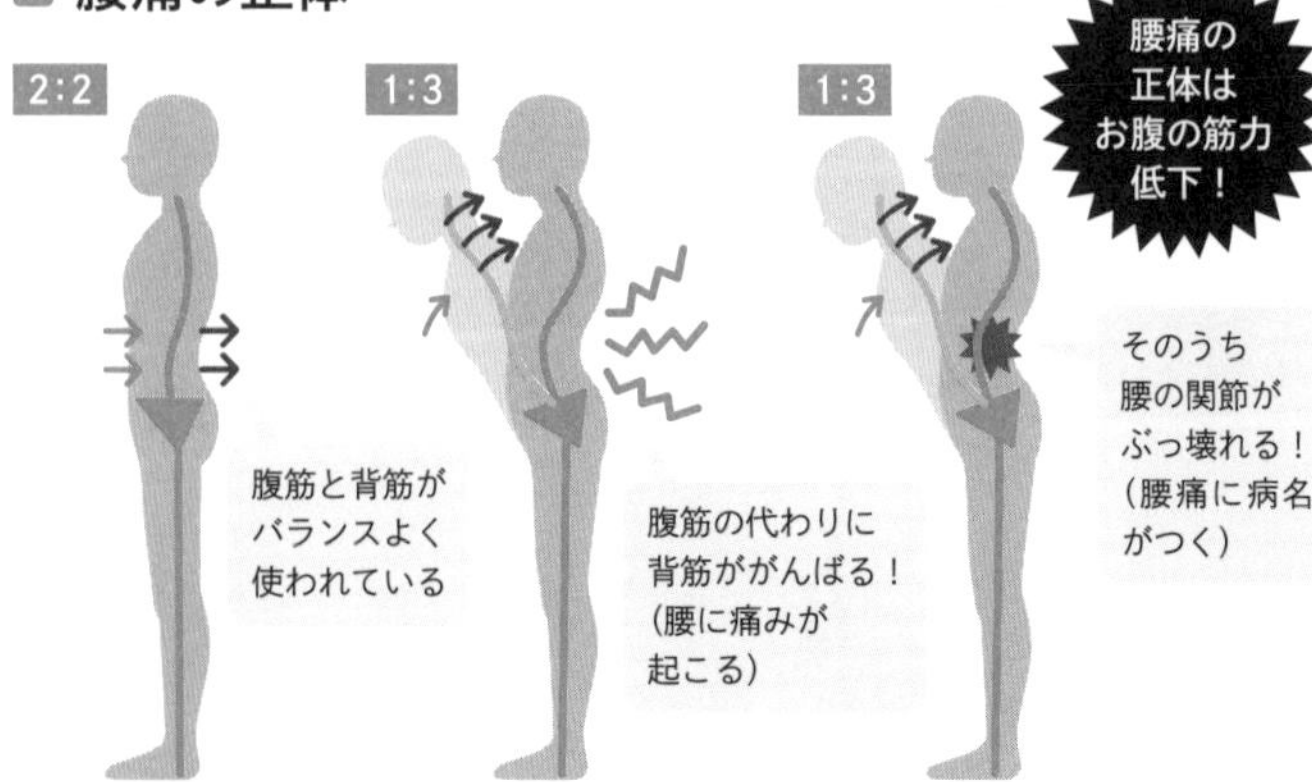

2:2
1:3
1:3
腰痛の正体はお腹の筋力低下！
腹筋と背筋がバランスよく使われている
腹筋の代わりに背筋ががんばる！（腰に痛みが起こる）
そのうち腰の関節がぶっ壊れる！（腰痛に病名がつく）
お腹が使えている状態
お腹が使えていない状態

人もいます。

では、お腹と背中を使っている感覚を体感してみましょう。

まず、肩幅くらいに足を開いて腰を曲げ、中腰の姿勢を取ります。腕は力を抜いてだらんと下げておきます。

そのままの姿勢であごを上げると、腰のあたりに力が入った感じがしませんか？

続けて、おへそを見るようにあごを引いてみてください。お腹にぐっと力が入った感じがするはずです。あごを引いた時のこの感覚が、腹圧が高まっている状態、腹筋に圧迫圧がかかっている状態です。これが正しくお腹を使えている感覚です。

腰への負担は、段階的に増していきます。

セルフチェック　お腹と背中を使う感覚をつかむ

あごを上げると
背筋を使っている
感覚がつかめる
あごを引くと
腹筋を使っている
感覚がつかめる

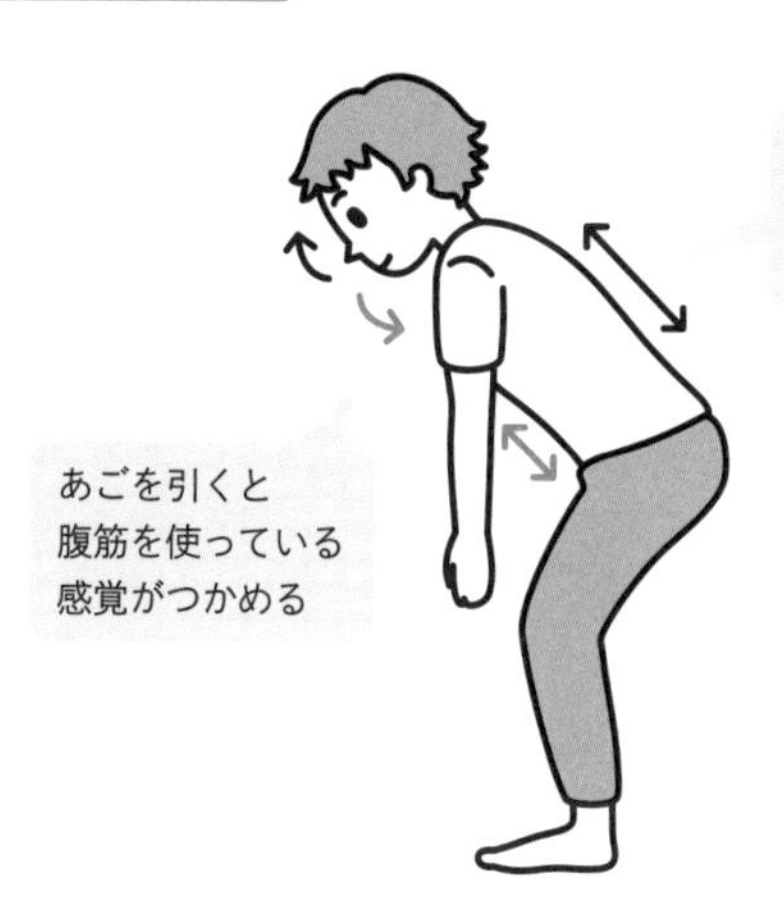

中腰の姿勢であごを上げると、腰のあたりに力が入る。あごを引くとおへそのあたりに力が入るため、お腹を使っていることがわかる。

はじめのうちは腰がこっている感じがしたり、重だるい気がしたりするだけかもしれませんが、反り腰の姿勢でいると、そのうち腰の関節は壊れてしまいます。

関節にひびが入ったり割れたりしてしまうこともあるのです。関節が壊れてしまった段階で、腰痛に「診断名」がつきます。お腹が1で背中が3の状態がいわゆる「腰痛症」の約85％で、腰が〝ぶっ壊れた〟状態が腰椎骨折や椎間板ヘルニア、脊柱管狭窄症などの約15％の特異性腰痛になります。

とはいえ皆が皆、壊れてしまうわけではなく、壊れる前に腰以外のどこかでカバーします。要は使いすぎている腰以外に、自然と負荷を逃がそうとするのです。

腰が〝ぶっ壊れる〟前に生活習慣を見直そう!!

負担をかけすぎると腰をダメにする!

腰痛に大いに関係しているのが「重力負荷」で、簡単にいうと、重力に負けると腰痛になるということです。次のページの図をご覧ください。

直立姿勢における腰への負担度を100%として、どのような姿勢をとると負荷が増減するかの目安を示しています。

前傾姿勢、いわばおじぎをすると腰への負担が50%も増します。この時、椎間板には200kgfもの圧縮力がかかっています。リラックスして立っている時の圧縮力は90kgfなので、前傾姿勢を取ると2倍以上の負荷がかかっていることになります。

この重力に負けないように、「抗重力筋」という筋肉群がはたらいています。抗重力筋は重要な役割を果たしているので、第3章でくわしく説明しましょう。

■ 腰への負担度比較〈姿勢別〉

直立姿勢における腰への負担度を100とした場合（単位％）

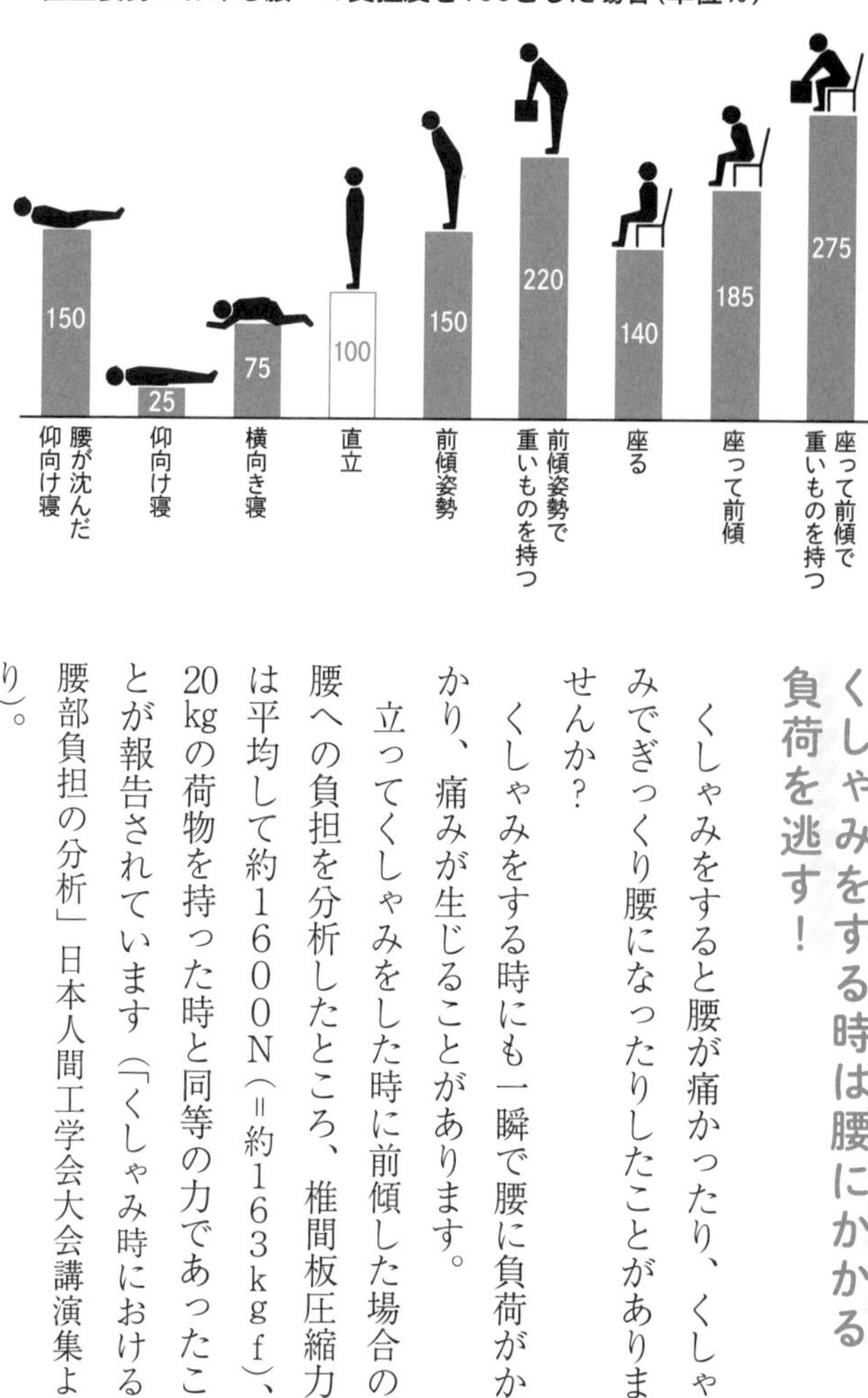

くしゃみをする時は腰にかかる負荷を逃す！

くしゃみをすると腰が痛かったり、くしゃみでぎっくり腰になったりしたことがありませんか？

くしゃみをする時にも一瞬で腰に負荷がかかり、痛みが生じることがあります。

立ってくしゃみをした時に前傾した場合の腰への負担を分析したところ、椎間板圧縮力は平均して約１６００Ｎ（＝約１６３ｋｇｆ）、20kgの荷物を持った時と同等の力であったことが報告されています（「くしゃみ時における腰部負担の分析」日本人間工学会大会講演集より）。

この分析では、くしゃみをした時の腰痛対策の姿勢が正しいものであるかも検証しています。

ひとつは、くしゃみをした時に前かがみにならないように意識した直立姿勢。もうひとつは、くしゃみをした時に前方にある机や壁などに両手をつく姿勢です。ともに椎間板圧縮力は平均して半分ほどに減り、机や壁などに両手をついたほうが腰への負担をより軽減できることが明らかになりました。となると、腰にかかる負荷を逃がすことが最善策だといえるでしょう。

通常は使いすぎた腰は睡眠で回復させている

腰痛になる人は、腰を使いすぎていることにほかなりません。

では、腰の疲れに目安があるかというと、腰が痛くなくても腰が重だるければ、疲れが溜まっていることになります。そして、寝ても疲れが取れなかったら、すでにオーバーワーク気味だということです。

次のページの図をご覧ください。これは自然治癒のサイクルをあらわしたものです。水は日頃の「疲れ」を示しています。

■ 自然治癒のサイクル

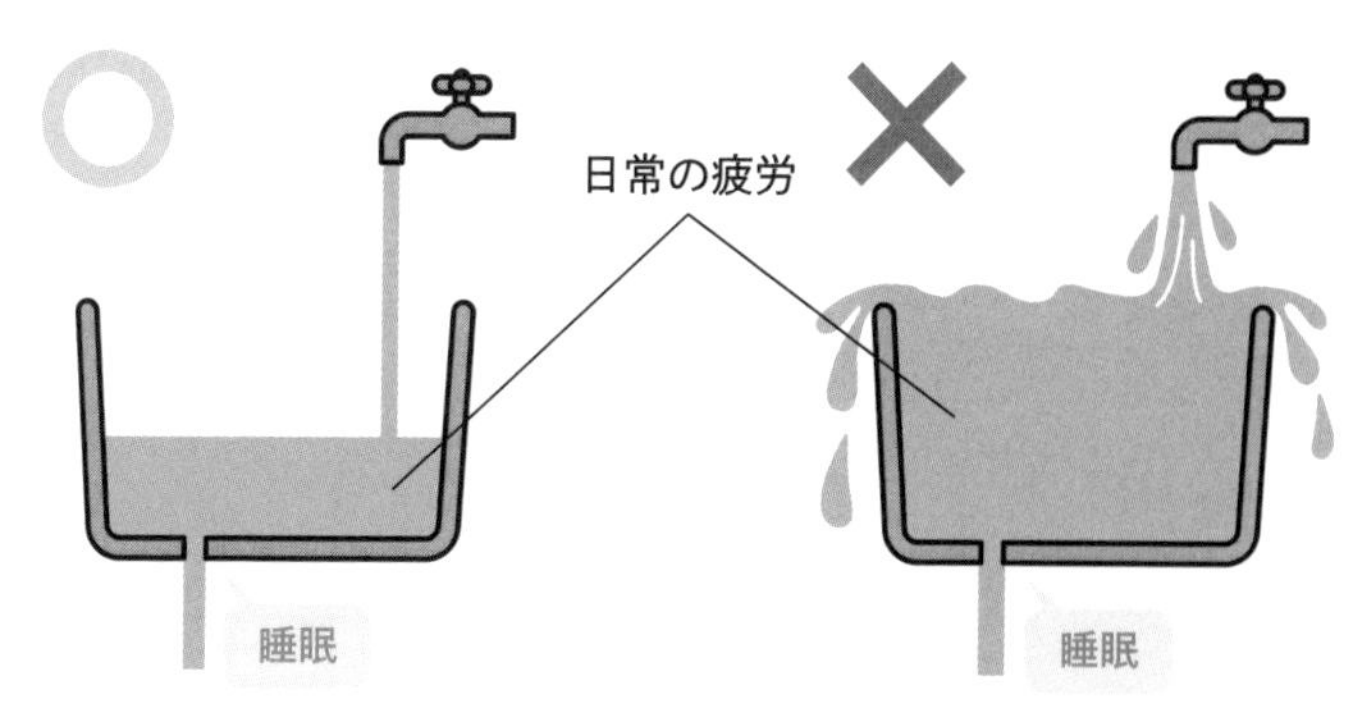

疲労が回復できている状態。睡眠を取ることで水が一定量流れ出て、からだが回復する。

疲労の回復が間に合っていない状態。浴槽から水があふれると、からだに痛みが生じる。

蛇口から出る水の量が一定で排水口から同じ量が流れ出れば、水槽に水は溜まりません。これが正常な状態です。

上図の左が自然治癒のサイクルが正常な状態で、その日の疲れがその日のうちに流れ出れば、疲労を溜め込まずにからだは回復します。日々の疲れがきちんと取れていれば、からだに痛みも出ません。

私たちのからだは眠ることで回復します。寝て疲れが取れれば、なんの問題もありません。ただし、寝て疲れがとれる量は一定なので、蛇口から水が出すぎると水槽がいっぱいになってあふれてしまいます。このあふれた分が痛みになります。

例えば、オーバーワークの人は蛇口から出

る水の量がふだんよりも多くなり、水槽からあふれ出てしまいます。この時、腰を使いすぎていれば腰に痛みが出るはずです。

また、姿勢もオーバーワークに関係しています。

先ほどの腰の負担度の目安を示した図では、座っている時の腰への負担度は１４０％、前傾姿勢は１８５％でした。例えば、長時間のデスクワークなどで前かがみの姿勢でいることが多い人は、普通に座っている時よりも疲労が水槽の中に溜まってしまいます。これを毎日くり返していると、前ページの図のように疲れがあふれ出て痛みを引き起こすのです。

さらに、睡眠の質が悪いと排水口が詰まりやすくなって、ますます回復が追いつかなくなります。

では、回復を間に合わせるためにはどうすればいいのでしょうか?

その答えは簡単です。蛇口をひねって水の量を調整すればいいのです。

疲れたからだにマッサージやストレッチは一時的には有効ですが、あくまで対症療法でしかなく、バケツで水槽の水をすくい出すようなものです。いくら水をすくい出しても出すぎているのだから、元の栓を閉めなくては根本的には解決しません。

蛇口を調整する役目は、からだの使い方が担っています。疲れやすいのは筋力低下が原因で、水槽にいっぱいになっている今日の疲れをすくい出すことはできませんが、からだを正しく使って蛇口を調整することで後々疲労が溜まりにくくなっていきます。

逆に、からだを正しく使えていないと蛇口はゆるんでしまうので、日常生活の中で筋力を維持できるようにしたいものです。

このように、自然治癒のサイクルの流れにのることが根本治療の考え方であり、腰痛改善の着地点でもあるのです。

〝ラクする生活習慣〟が腰痛という現代病を蔓延させた！

基本的にはきちんとバランスのよい食事をして、きちんとからだを動かして、きちんとからだを休めていれば、日常生活では痛みは出ません。あたりまえのことですが、健康を維持するには食事・運動・睡眠がベースになります。

なぜ多くの人があたりまえのことができていないのかというと、便利な世の中になってラクをするようになったから。近くにあるコンビニでいつでも買い物ができて、料理をしなくても手軽に食事を摂ることができます。道は舗装されていて歩きやすく、ラクに移動できる手段もさまざまあります。私たちはからだを使わずにすむラクな生活を、あたりまえのように送っているのです。

あらゆるものが便利になりすぎたために、からだが弱くなっていることはまちがいありません。

ラクな日常生活が筋力低下を招き、姿勢が崩れて腰に痛みが生じます。つまり、ラクした結果、腰痛持ちになるというわけです。

腰痛予防&対策は、まず何より〝ラクする生活習慣〟から脱することが先決です。筋力が落ちると動くのが面倒になってラクをしたくなるため、日常生活の中でのからだの使い方を見直して筋力をキープすることが、腰痛離れの近道だといえるでしょう。

腰痛のメカニズムは、お腹が弱くなり姿勢が悪くなって起こるということは先ほど説明しました。だからといって、わざわざ時間をつくってお腹を鍛えなければならないかというと、そんなことはありません。日常生活の中で正しくお腹を使うことはできます。第2章で、日常生活における正しいからだの使い方をお教えしましょう。

第2章

ちょっとした気づきが腰痛を防ぐ！

腰痛は「生活習慣」を見直せば治すことができる!?

腰痛もいわゆる「生活習慣病」の一種!?

生活習慣とは、「食事・運動・睡眠・衛生・嗜好品の摂取など、毎日の基本的な生活行動の中で長い間くり返し行われるうちに、そうすることが定着して形成された行動パターン」のことをいいます。

私が「腰痛は生活習慣病である」といいたいのは、腰痛持ちがからだに「良くない生活を送っているからです。がんや心臓病、脳卒中などの生活習慣病に、毎日くり返される「行動」が影響しているとなると、腰痛の場合、毎日くり返している「動き」が腰の負担度に影響しているといえます。

生活習慣病は、毎日の生活を見直し改善することで予防できます。腰痛も同じように、日常生活の中で〝正しい〟動きができるようになれば、改善していくのです。

■腰痛の原因と対策

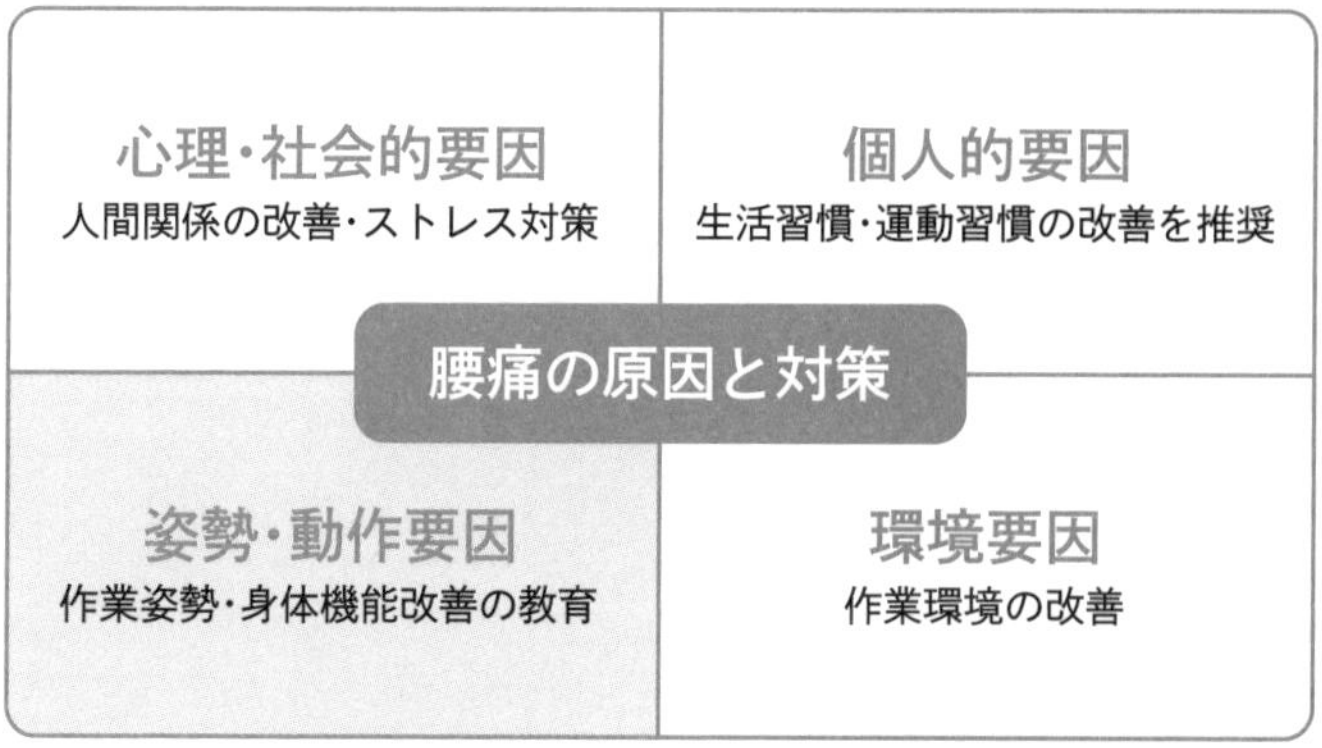

心理・社会的要因 人間関係の改善・ストレス対策	個人的要因 生活習慣・運動習慣の改善を推奨
姿勢・動作要因 作業姿勢・身体機能改善の教育	環境要因 作業環境の改善

腰痛の原因と対策

(出典:『腰痛診療ガイドライン2012』(日本整形外科学会)より一部抜粋)

上の図に示されているように、腰痛の原因のひとつは「姿勢・動作」であり、「作業姿勢・身体機能の改善」が対策として挙がっています。

本章では、「姿勢・動作」に注目して腰痛改善を目指します。

正しい動きをするためには、その動きに合った姿勢をとって、からだを正しく使うことが必要になります。この後、詳しく見ていきましょう。

正しいからだの使い方を身につければ、腰痛は改善する!

立つ・歩く・座る・寝るなどの日常的な動作を行う上で、正しい姿勢で正しいからだの使い方ができていれば、腰痛にはなりません。

先ほどからお伝えしているように、ラクする日常生活を送っているせいで筋力が低下し、姿勢がゆがみます。姿勢が悪くなることで腰に負担がかかりすぎて腰痛になるので、姿勢を正す、正しい姿勢をキープすることが重要です。正しい姿勢で動くことができれば、腰に過度な負担がかからなくなります。

どのような姿勢でどのように動けばいいかは、この後、詳しく説明しますが、まずはふだんから「姿勢・動作」を意識することが大切です。例えば今、どのような姿勢で本を読んでいますか？　自分がどのような姿勢でいるのか、どのような動きをしているのか、ことあるごとに意識してみてください。

日常生活の中でちょっと意識するだけで、正しい姿勢で正しく動くことができるようになります。姿勢と動作を意識することは、今すぐ始められる腰痛対策なのです。

腰痛は自分で防ぐ&治すことができる!!

腰痛と虫歯の共通点

腰痛予防&対策の必要性を患者さんに伝える時に、私はよく腰痛を虫歯に例えて説明します。虫歯は削ればなくなりますが、虫歯になった原因を改善することが大事です。

たとえば歯の磨き方にしても、最低でも朝晩の歯磨きをしっかり習慣づけていなかったり、磨き残しがあるような磨き方だと、また虫歯になることでしょう。

腰痛の場合も同じです。からだの使い方が間違っていると、施術で痛みがなくなった翌日にでも再発します。

ですから、虫歯の場合は正しい歯の磨き方や、磨き残しが多くなってしまう歯並びの改善まで指導するのが、根本治療だと私は考えているのです。

腰痛も同様に、日常の身体の使い方や筋肉低下まで指導するのが、根本治療だということです。

そのため、日常生活におけるからだの使い方を皆さんにお教えすることが大事であると、私は考えています。

正しくからだを使えていないと腰痛はぶり返します。いつもからだを正しく使えていないと、腰痛は一生治らないのです。

そして、正しく歯を磨くことで歯の健康を守ることができるように、正しくからだを使うことで腰を守ることができます。いずれも自分でできる予防&対策です。

リハビリや体操の動きは生活の中に組み込まれている!?

時間を取って腰痛対策をしなければならないとなると、多くの人が続かないと思います。腰痛を改善する体操や姿勢を維持するための筋トレなどは、健康意識が高まっている時にはできるものの、結局のところ、続けなければ意味がありません。

実は、病院で行う腰痛のリハビリや腰痛予防のための体操に組み込まれている動きはすべて、日常生活の動きの中に入っています。

肩甲骨を使う動きを例に挙げると、日常生活の中で腕を上げたり伸ばしたりするなど、正常な状態の人の肩甲骨は常に動いています。ところが、肩甲骨がかたまっている人が正常な状態の人と同じ動きをしようとすると、肩のあたりに痛みが生じてきます。ふだんから肩甲骨を使えていないせいで、別の部位に負担がかかってしまうのです。そのため、例えば肩甲骨を100回、回して筋肉をほぐす体操を行う必要が出てくるというわけです。

一方、正常な状態の人はわざわざ肩甲骨を回さなくても、体操で100回分回す動きが日常生活の中で十分できています。体操の動きはすべて、日常生活の中に組み込まれているのです。

リハビリや体操は足りていない動きを補うために行うものであり、日常生活の中で正しくからだを使うことができていれば、わざわざ時間を取ってからだを動かす必要はありません。

次の項目から、日常生活における正しい姿勢、正しいからだの使い方を具体的に見ていきましょう。

日常の動作を適切に行えば腰痛は予防できる!!

正しい姿勢と正しいからだの使い方を知る

ここからは、正しい姿勢と正しいからだの使い方を具体的に見ていきましょう。

まず簡単に説明すると、例えばボーリングの球を投げる場合、プロ選手はきれいなフォーム（正しい姿勢）で投げています。このフォームであればからだを正しく使うことができているので、投げ続けていても腕や足腰に過度な負担はかかりません。

一方、ボウリング初心者は見た目だけきれいなフォームで投げがちで、正しい投げ方（正しいからだの使い方）ができていません。からだの負担度でいうと、プロと初心者を比較すると5倍の差があるので、初心者は3ゲーム目あたりから腕が痛くなってきたり、腰が重だるくなってきたりします。

このボウリング初心者のように、正しくない姿勢で正しくないからだの使い方をしていると、からだへの負担が大きくなるのです。

それでは、適切な立ち方、歩き方、座り方、荷物の持ち上げ方、寝方を、順にそれぞれ説明していきます。日常生活の中で少しずつでも意識してみてください。いずれ腰の痛みや違和感がなくなっていくのを実感していただけると思います。

背骨のS字カーブが重力への抵抗力を高めている！

正しい姿勢での立ち方は第3章でくわしく解説するので、ここではさらっと説明します。

直立で注目すべきポイントは、背骨のS字カーブです。このS字カーブがからだにかかる重力を分散し、歩く時や走る時は地面から伝わる衝撃を吸収してくれます。

正しい立ち方を「気をつけ」の姿勢だとは思わないでください。胸を張ると背骨がまっ

■ 姿勢の「ゴールデンライン」

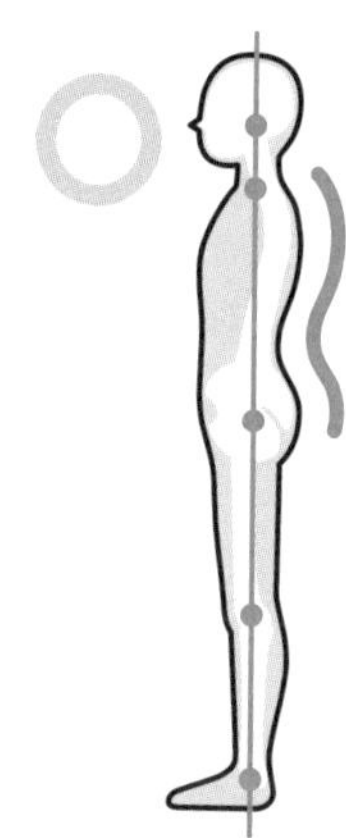

背骨のカーブがS字状に保たれている

耳・肩・骨盤・ひざ・くるぶしが縦一直線に並んだ理想的な姿勢。

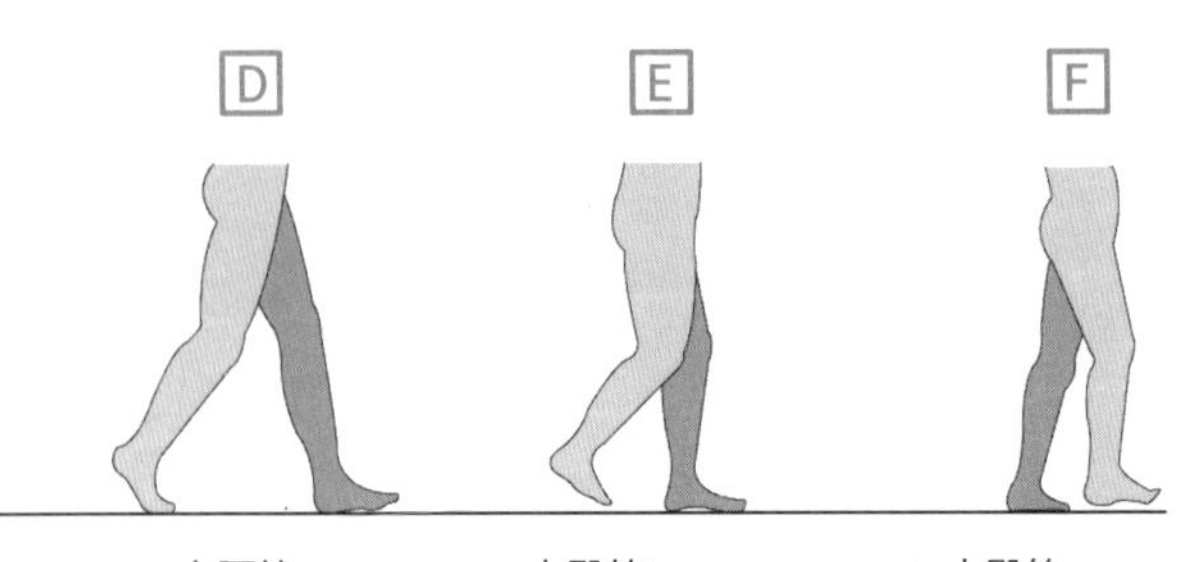

すぐな状態になり、また、胸を張っているつもりがお腹のほうが突き出てしまっていると反り腰にもなります。いずれもS字カーブが失われているため重力に対する抵抗力が低くなり、腰への負担が大きくなります。さらに、筋力が低下していると、立っているだけで疲れやすくなったり、姿勢がふにゃっとなったりします。

S字カーブを保つためには、姿勢の取り方を練習する必要があります。姿勢のゴールデンラインを意識した立ち方を心がけるようにしましょう。

また、同じ姿勢を取り続けていると背骨がかたくなるため、ずっと同じ姿勢で立ったり座ったりせずに意識的に姿勢を変えましょう。

■ 歩行周期

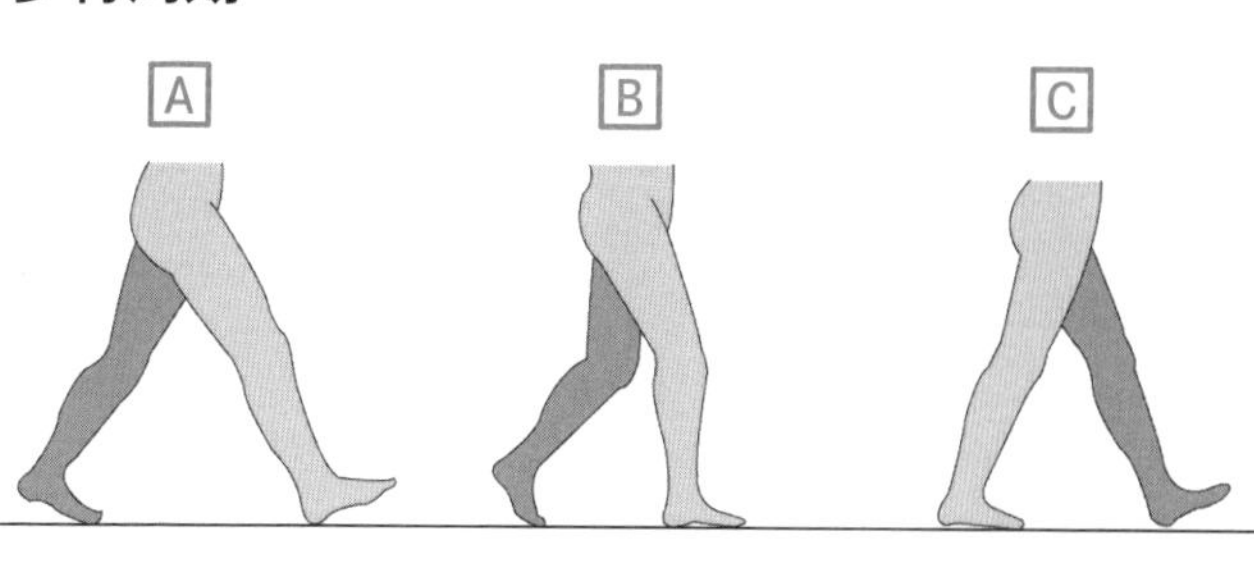

A	B	C
大殿筋	大殿筋	大腰筋
外側広筋	中殿筋	腓腹筋
大腿二頭筋	外側広筋	ヒラメ筋
大内転筋	大腿二頭筋	長腓骨筋
前脛骨筋	大内転筋	短腓骨筋
	前脛骨筋	

大股ですたすた歩いている人に腰痛持ちはいない!?

からだの使い方にはすべて「正解」があります。なかでも意外とできていないのが、運動学的に見る「正しい歩き方」です。

上の図をご覧ください。どのタイミングでどの筋肉を使っているかが、歩き方のポイントになります。例えば、脚を踏み出す動作Aで使われる筋肉と、脚で地面を蹴り出す動作Cで使われる筋肉は異なります。間違った歩き方をしていると、腰を含めて本来使われるべき筋肉以外が痛くなったり疲れたりします。

なお、多くの人が地面を蹴り上げる動作

Ｄができなくなっています。地面を蹴り上げる時に股関節をぐっと前に押し出すようにして歩けていれば正しい歩き方といえるのですが、股関節を使うこと自体ができなくなっています。

かかとをどのように着けばいいか、歩幅は何㎝で歩けばいいか、といったことではなく、ポイントは、お腹に負荷がかかる歩き方ができているかどうか。つまり、地面を蹴り出す動作Ｃと蹴り上げる動作Ｄの時に、股関節が伸びてお腹の筋肉がしっかり使われているかどうかが重要なのです。

股関節を伸ばしてお腹を使うためには、歩幅を広めにすること。前に大きく踏み出すのではなく、坂道を上るような感覚で歩くといいでしょう。この歩き方ができていれば、お腹に負荷がかかっている感触があるはずです。お腹が使えているかどうかの感覚は、セルフチェック（P.45、78）でご確認ください。

お腹を使って正しい歩き方ができるようになると、だんだんお腹が疲れてきます。歩く時のからだのブレをお腹で止めているからです。正しい歩き方ができていれば、そのうち小走りした時や階段を上った時にお腹に負荷がかかっているのが感じられ、自然と腹圧（P.138）が高まっていることに気づくようになるでしょう。このように、歩く時の負荷がお腹にかかっていれば「正解」です。

　また、歩く時にお腹を使えていないと背骨のS字カーブが失われ、地面からの衝撃が背中や腰まわりにダイレクトに伝わって腰痛になりかねません。坂道を上るような感覚で歩いてお腹をしっかりと使い、腰痛を予防しましょう。

　ところでなぜ、お腹を使った歩き方ができないのかというと、お腹を使わずに歩くほうがラクだから。お腹の筋肉を使えていない人は、脚を持ち上げられずにすり足気味だったり、そろそろと小股で歩いたりしているはずです。恐らくラクな歩き方がクセになっているのでしょう。

　脚を高く上げて大股で歩くほうが足腰に適度な負荷がかかるため、必然的に筋力低下を防ぐことができるのですが、人間はついラクなほうに流されてしまうのです。

　このように歩き方ひとつとっても、日常生活の中でいかに筋肉を使っていないかがわかります。ラクする日常生活＝ふだんからラクな動き方をしていると筋力が低下して、ちょっとからだを動かしただけで疲れやすかったり、からだに痛みが出たりして、からだ全体が「弱く」なってしまうのです。

あごを引いて座り、お腹に力が入っていることが重要！

正しい座り方（座位姿勢）も運動学で定められています。座り方の種類はさまざまあり、椅座位（イスに座った状態）、長座位（上半身を起こして両足を伸ばした状態）、半座位（上半身を45度程度起こした状態）などと呼びます。ここでは椅座位について説明します。

イスに座った時の姿勢の取り方のポイントはまず、あごを引くこと。この時、お腹に力が入るかが重要になります。ただ、座っている時にお腹の筋肉を使っているかどうかは、なかなか実感できないと思います。あごを引くとお腹に力が入るという感覚をつかむために、簡単なセルフチェックをしてみましょう。

イスに深く腰かけた状態で、視線を落とさずに人差し指であごを押してみましょう。後ろに倒れないようにするために、お腹にぐっと力が入りませんか？　これが座位姿勢でのお腹の力の入れ方で、からだが軸からブレた時に力を発揮するのが、体幹の深部にある腸腰筋なのです。

左ページの右図のようにあごが前に突き出ていると、腸腰筋に力は入っていません。また、あごを引いた時に顔が下を向いてしまっていても、腸腰筋に力が入りません。左図の

■正しい座り方（坐骨座り）と悪い座り方

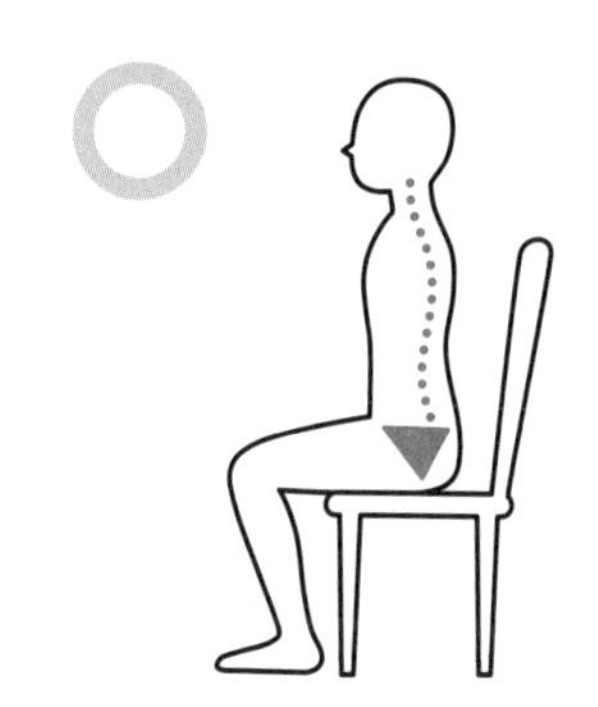

骨盤を立ててＳ字カーブを保ち、あごを引いて座ること。

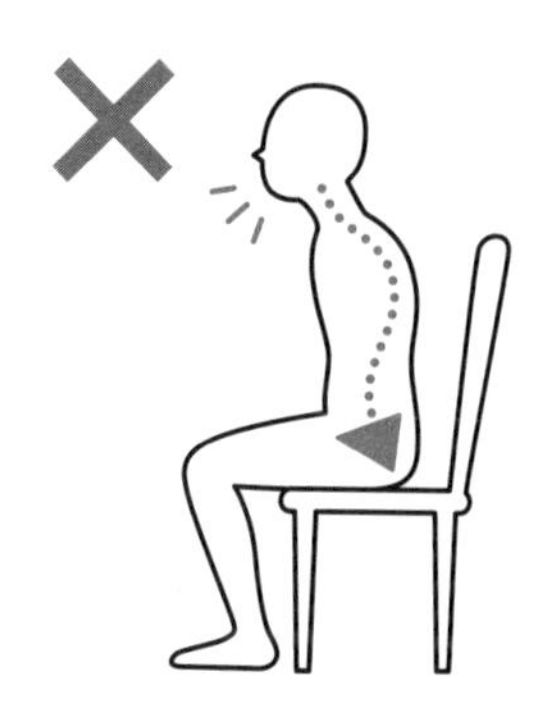

骨盤が前傾し、あごが前に突き出ているとお腹に力が入らない。

ように顔と視線はほぼ水平を保ったまま、あごを引くようにしましょう。

直立同様、座位の場合も姿勢保持のために抗重力筋（P.１０６）が重要な役割を果たしています。腸腰筋も抗重力筋の一部で、抗重力筋がはたらいているかどうかは実感しにくいのですが、１日平均7時間も座っている日本人にとっては特に大事な筋肉です。

座位の場合も見た目の「形」ではなく、どの筋肉を使っているかが重要になります。例えば、次のページの図をご覧ください。

この座位姿勢は、「仙骨座り」と呼ばれています。背もたれに寄りかかって猫背のようになっており、骨盤が大きく後傾しています。骨盤の後ろにある仙骨が座面に接し、イ

■ 仙骨座りは腸腰筋が使えているかがポイント

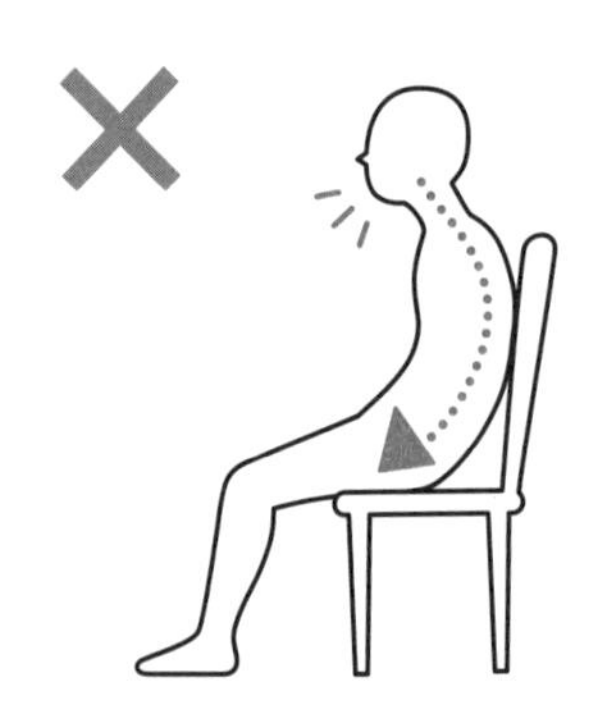

骨盤が後傾し、あごが前に突き出て猫背になるのが「仙骨座り」。

スからずり落ちそうになっているからだを支えています。

この座り方は基本的には「悪い姿勢」といわれていますが、腸腰筋が使えていれば、私は間違った座り方ではないと考えています。抗重力筋がきちんと使われていれば、その姿勢は「正解」なのです。これが私の考える正しいからだの使い方になります。

また、デスクワークをしていると、長時間座りっぱなしになってしまう人もいるでしょう。足腰を動かさないでいると股関節の可動域が狭くなって、腰痛を引き起こしやすくなります。また、作業する時は前かがみになるので、背中が丸まって猫背になっている人や、肩が内側に入って巻き肩になっている人もいます。どちらの姿勢も骨盤のゆがみがかかわっており、不良姿勢は腰痛の原因になります。

デスクワークで正しくからだを使うためにはまず、骨盤を立てて座ること。骨盤が立っている時は、直立と同じような位置に骨盤があり、背骨のS字カーブも適切に保たれています。この座り方を「坐骨座り」と呼び、骨盤が倒れていると仙骨座りになります。

そして、先ほどセルフチェックで行ったようにあごを引いて、腰から前かがみになります。すると、腸腰筋に力が入った状態になるため、この姿勢でデスクワークをするのが「正解」です。お腹に力を入れたまま作業すれば、腰痛になりにくくなるでしょう。

ちなみに、イスから立ち上がる時の正しいからだの使い方は、股関節を曲げたまま（中腰）の状態で立たないこと。股関節が曲がっている時に腰を動かすと、腰に過度な負担がかかってしまいます。股関節をきちんと伸ばしてから立ち上がるようにしましょう。

寝返りを打てないと腰は休まらない！

第1章では「使いすぎた腰は睡眠で回復させる」ことが必要であると説明しました。

質の高い睡眠を取ってからだをしっかり回復させるために私が唯一、重視している動作が、きちんと「寝返り」が打てるかどうか。適度に寝返りを打ちながら眠れていれば、それは「正解」です。

近頃、快適に睡眠を取るためのさまざまな寝具が販売されていますが、どんなにいい枕やマットレスを使っていようとも、同じ体勢で何時間も寝続ければ、そのうち腰が痛くなります。左ページの図のように、理想的な姿勢で寝続けることはできないのです。

腰に負担をかけないようにするためには、寝ている時も適度にからだを動かす必要があるのですが、なかには「腰が痛くて寝返りが打てない」という人もいます。寝返りが打てないのは、だいたいが腰まわりの筋肉がかたくなっているせいです。寝返りが打てないからといって新たに寝具を買い替えるよりも（どのみち、寝返りは打てないでしょうから）、毎日少しずつでいいので、寝た状態でからだをコロコロと左右に動かしましょう。からだを動かして筋肉をほぐすほうが、よっぽど腰痛対策になります。

ちなみに、極端にやわらかすぎたりかたすぎたりする寝具は背骨に影響するので、できれば避けたほうがいいということはお伝えしておきます。

■ 理想的な寝姿勢と寝具(敷布団・ベッドマット)の選び方

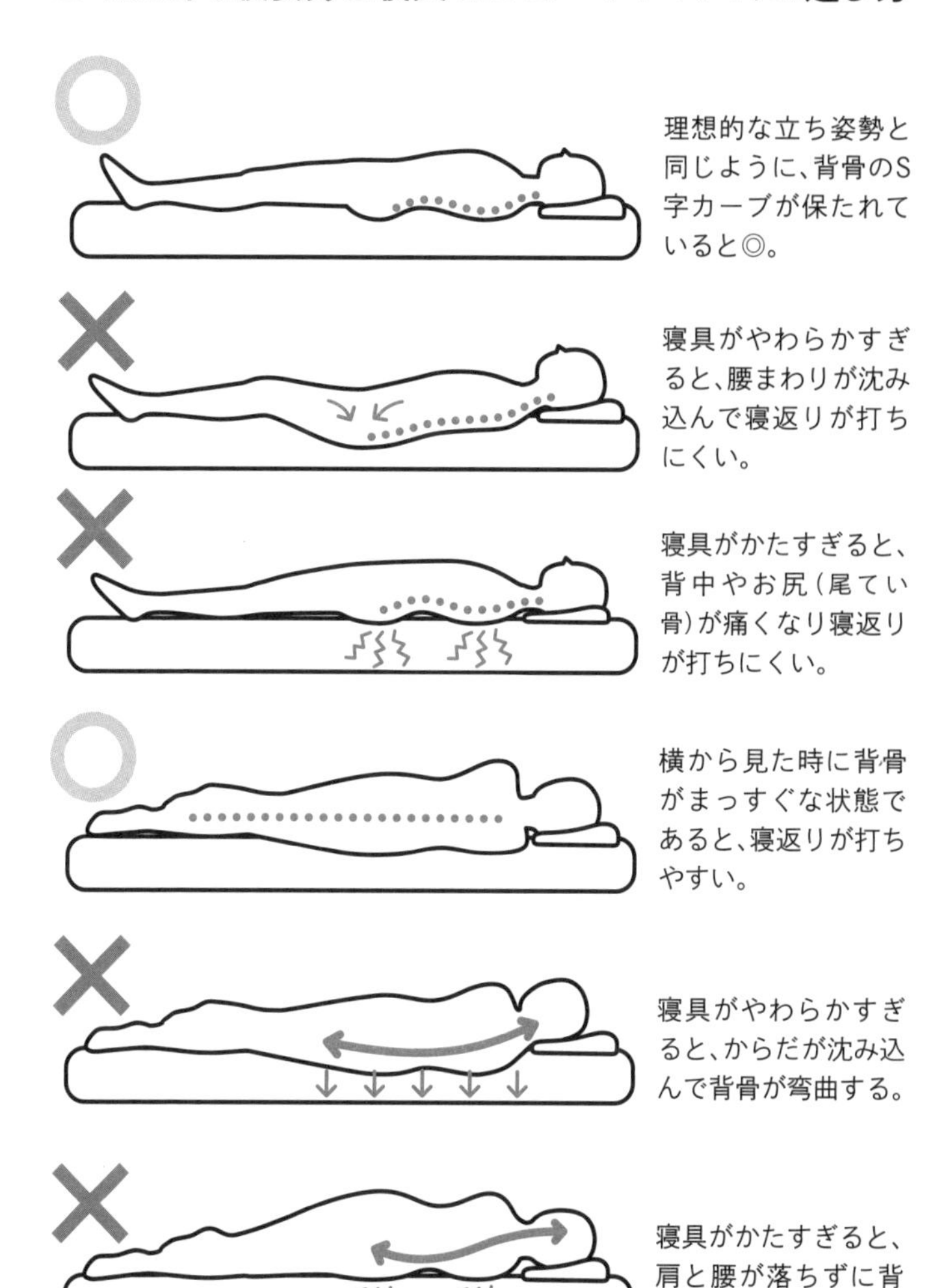

○
理想的な立ち姿勢と同じように、背骨のS字カーブが保たれていると◎。
×
寝具がやわらかすぎると、腰まわりが沈み込んで寝返りが打ちにくい。
×
寝具がかたすぎると、背中やお尻(尾てい骨)が痛くなり寝返りが打ちにくい。
○
横から見た時に背骨がまっすぐな状態であると、寝返りが打ちやすい。
×
寝具がやわらかすぎると、からだが沈み込んで背骨が弯曲する。
×
寝具がかたすぎると、肩と腰が落ちずに背骨が横にねじれる。

荷物の持ち上げ方

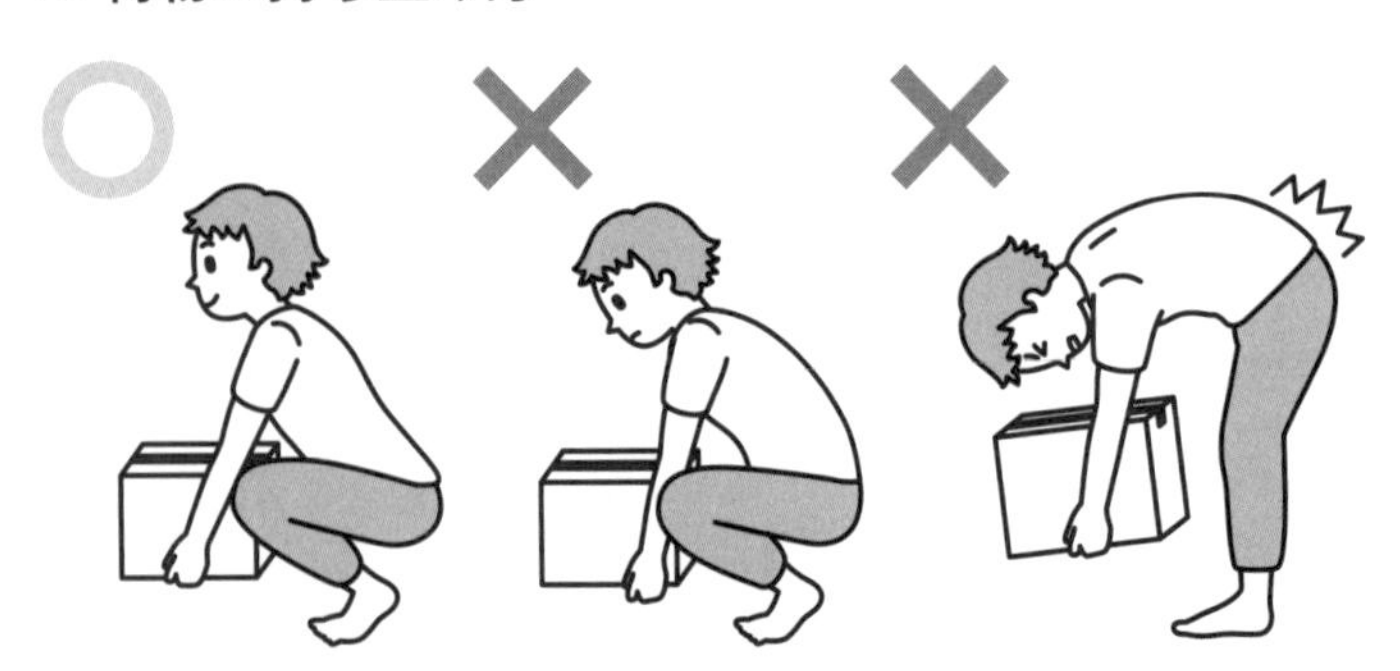

できるだけ前かがみにならないように、ひざを使って立ち上がる。

顔が下がり背中が曲がっているとお腹に力が入らず、腰を痛めやすい。

ひざを使わず腕の力だけで持ち上げると、ぎっくり腰になりやすい。

荷物はひざを曲げて、お腹の力を使って持ち上げる！

腰を痛めやすい動作の代表格が、腰をかがめる動きです。なかでも床に置いてある荷物を持ち上げたり、ものを拾ったりする時の動きにはご注意を。つい腰を折って前かがみになったがために、ぎっくり腰になったことがある人は少なくないでしょう。

ものを持ち上げたり拾ったりする時の正しいからだの使い方は、いわずもがな、ひざをしっかり曲げてしゃがみ、お腹に力を入れて立ち上がるのが「正解」です。上の図で姿勢も確認しましょう。

荷物を持ち上げる時は、ひざを曲げて腰を

低く落とし、顔は落とさずに背中を伸ばしましょう。すると、骨盤が安定して自然とお腹に力が入ります。荷物はできるだけからだに近づけて持ち、お腹に力を入れたまま、ゆっくりとひざを伸ばして立ち上がりましょう。

ただし、しっかり腰を落としたとしても、お尻から立ち上がると股関節が曲がったままの状態なので、腰に負担がかかってしまいます。また、背中を曲げて顔を下に向けているとお腹に力が入らず、荷物を持ち上げた瞬間に腰に負担がかかってしまいます。

ひざを伸ばしたまま腰をかがめるほうが早くてラクかもしれませんが、ものを拾う時でも油断はせずに、しっかり腰を落としてお腹とひざを使い、ゆっくり立ち上がるようにしましょう。

ラクする生活で筋力の低下スパイラルが生じて腰痛になる!!

筋力を維持する生活を心がける

日常生活の中でラクな姿勢、ラクなからだの使い方ばかりをしていると、全身の筋肉がどんどん衰えて、腰痛が起こりやすくなります。筋力が維持できていれば本来、デスクワークで腰痛になるなんてありえないことで、和式トイレでしゃがめないのも同様、足腰がだいぶ弱くなっているのです。

では、筋力低下を防ぐために筋トレをすればいいのかというと、そうともいえません。なぜなら、筋トレは続けなければ筋肉が元の状態に戻ってしまうため、毎日続けられる動きがベストであり、やはり日常生活の中で筋力低下を防ぐのが正解といえるでしょう。

ちなみに、筋力の有無を調べるには、臨床現場では筋収縮の状態を見るＭＭＴ（徒手筋力テスト）という測定方法や、立ち上がりテストなどが使われています。

腰痛が起こるまでには、４つの段階があります。その発端は「ラクする日常生活」で、からだがラクな状態で生活していると筋肉を使わなくなり、筋力の低下を招きます。筋力が低下すると、正しい姿勢を維持できなくなって腰痛になるという流れです。また、疲れやすくなったり、つまずきやすくなったりもして、日常生活にも支障をきたすようになります。こうしてラクする生活から負のスパイラルが生じて腰痛になる、というわけです。

次の項目では、日常生活の中でできる腰痛予防＆対策をお教えしましょう。例えば、電車ではできるだけ座らないようにするなど、やろうと思えば誰でもできる簡単なことばかりです。ちょっとだけ意識を変えて、ラクする日常生活を脱しましょう。

ラクする日常生活（悪い生活習慣）

対策 日常生活の中で正しい姿勢、正しいからだの使い方を身につける必要があります。この２つがきちんとできていれば、筋トレやストレッチをしなくてもいいのです。

筋力低下(筋肉の衰え)

対策 筋力を上げるために筋トレが必要になります。腰痛改善のためには、お腹の筋肉を鍛えましょう。

⬅

不良姿勢(姿勢のゆがみ)

対策 不良姿勢の原因になっている部位(お腹など)のストレッチと姿勢の取り方の練習が必要になります。ただし日常生活の中でラクをすれば、また元に戻ってしまいます。

⬅

腰痛(からだの痛み)

対策 もはや正しくからだを動かすことはできないため、痛い部位をストレッチして痛みを緩和する必要があります。しかし日常生活を変えなければ、いずれ痛みは再発します。

意識すればすぐにできる日常生活における腰痛予防&対策

長時間のドライブでも腰痛にならない裏ワザ

日常生活の中で次のような動きを意識して行えば、腰痛を予防することができます。ちょっと意識を変えるだけで、腰痛離れができるでしょう。

デスクワーク同様、長時間のドライブで腰が痛くなる人は多いでしょう。実はシートの形やかたさ、背もたれの角度はあまり関係なく、ポイントは股関節の角度にあります。背もたれに寄りかかってもいいので、股関節を90°に保って座るのが正解です。

股関節を90°にするためには、骨盤と背もたれの間にタオルなどをクッション代わりに挟み、骨盤をもたせかけてみてください。これで腰がラクになると思います。椅座位の正しい姿勢（坐骨座り）のように骨盤を立てて股関節を90°にするよりも、骨盤は倒れてもいいのでクッションの位置を調整して股関節の90°をつくりましょう。この姿勢がドライブの時に腰に負担のかかりにくい座り方です。ただし、長時間運転していれば必ず血行不良になるので、時どき休憩を挟んでストレッチをしましょう。

ちなみに乗り物つながりでいうと、スポーツバイク（ロードバイクやマウンテンバイクなど）は腰痛になりにくいでしょう。なぜなら、自転車に乗った時の姿勢が腕立て伏せをする時の体勢と同じだから。腕立て伏せで腕を伸ばした状態の時に腹圧が高まるため、スポーツバイクは腰痛改善におすすめです。

リュックは腰で持つのではなく「お腹」で持つ意識で！

重いリュックサックを背負っていると、だんだん腰が重だるくなってきませんか？ それは荷物の重さで腰が反ったり曲がったりしているせいで、腰で荷物を持っているようなものだからです。

腰が痛くなったら、立ったまま、次のページの左図のように、かかとを何度かチョンチョンと上げ下げしてみてください。すると、自然にかかと側に重心が移動してお腹に力が入るようになります。

セルフチェック お腹を使う感覚をつかむ

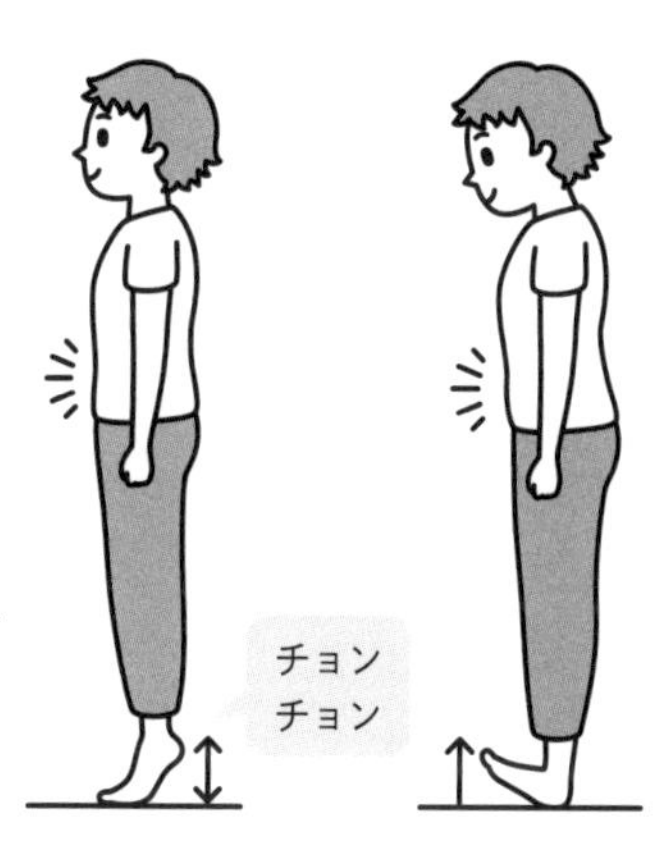

かかとをチョンチョンと上げ下げすると、かかと側に重心が移動してお腹に力が入る。

両足を肩幅程度に開いてつま先を少し上げて立つと、お腹に力が入るのがわかる。

腹圧が高まっていることを確認するには、からだを前後に軽くゆらしてみましょう。からだが倒れないようにお腹ががんばっている感覚があるはずです。

また、右のイラストのように、つま先を少し上げてかかとで立つと、からだのぐらつきを防ぐためにお腹に力が入ります。

リュックを背負って腰が痛くなるようであれば、使われていないお腹の筋肉を目覚めさせて、お腹を使って荷物を持つようにしましょう。

また、洗い物をする時や掃除機をかける時は前傾の状態が続くため、たとえ数分とはいえ、腰に過度な負担がかかっています。家事をする際も同じように、お腹を使うように意識しましょう。

いつも座るイスは丸イスが正解！

腰痛予備軍&腰痛持ちに最もおすすめしたいのはバランスボールですが、お腹の筋肉を相当使って疲れるので、デスクワークなどには向かないと思います。となると、ふだん使うものは背もたれのないスツール、丸イスがいいでしょう。

座り方はP. 67で説明したように、骨盤を立てて座ってあごを引くこと。お尻で座っている感覚があれば正解です。坐骨で正しく座れていると、尾骨は座面にあたりません。できれば太ももはつけずに足を開いて座りましょう。太ももをつけて座ると、骨盤が倒れやすくなるからです。

試しにイスに浅く腰かけて、ひざの高さを股関節よりも下にしてみてください。すると、自然とお腹に力が入りませんか？　この座り方をすると背中が丸まらないはずです。ひざは股関節よりも下にするのが正解で、これが坐骨で座れている感覚なのです。ということは、イスの高さは少し高めのほうがいいということになります。ただし、足の裏が地面にきちんとつくくらいの高さに調整しましょう。

また、正座をする時やあぐらをかく時も、座布団を折りたたむか2～3枚重ねてお尻の下に入れ、ひざが股関節より下にくるようにすると、背骨のS字カーブが崩れずに座ることができます。

体育座り（三角座り）は股関節よりもひざが上にくるので、腰にはよくありません。子どもの頃に長時間、体育座りをさせられた時はきつかったと思います。

かつて「腰をおろして休む姿勢」として全国的に広まった体育座りは、近年では内臓を圧迫し、腰にも負担がかかることが指摘されています。「休む姿勢」どころか、からだを酷使する姿勢なのです。現在、幼稚園や小学校などでは、子どもに体育座りをさせないところもあるようです。

足の指がしっかり使えないサンダルはNG！

ふだんからからだのバランスを意識して歩けるようになる靴を紹介しましょう。

例えば、スポーツ科学の分野では、祭事で履かれていた一本歯の下駄が注目されています。また、靴底やインソールに傾斜のついたダイエットシューズもあり、履くだけでインナーマッスルが鍛えられ、内転筋を使って歩けるようになるそうで、健康体の方にはおすすめです。

ただし、足元が不安定になるため、転倒には十分注意しましょう。一方、かかとが固定されておらず、足の指がしっかりと使えないサンダルは腰痛の原因になります。サンダルはラクですが、ふだん使いにはおすすめできません。

自分でできる正しい腰痛ケア3か条

日常生活の中の動きでカバーしきれずに腰が痛くなってしまったら、次の3つのことを意識して腰痛改善を図りましょう。

その1 痛いところ以外は安静にしすぎたらダメ!

腰が痛いのにからだを動かすのは間違いで、無理に腰を使っているといつまでも治りません。ただし、痛くないところまで安静にしてしまっては筋力低下を招きます。腰に負担がかからないように、適度にからだを動かしましょう。

その2　腰が痛くなったら冷やさないこと！

腰痛には血行不良も関係しているため、入浴は腰痛改善に有効です。湯船に浸かってからだを温めるといいでしょう。

その3　腰の痛みと姿勢のゆがみにはストレッチを！

腰が痛い時の対症療法は、痛みを取るためのストレッチをすることです。痛みが一時的に緩和されたら、姿勢のゆがみを正すためのストレッチも必要です。ただし、痛みは再発しやすく、ゆがみは元に戻りやすいため、日常生活の中で正しい姿勢を維持できるように、正しくからだを使って筋力も維持しましょう。

腰痛対策アイテムには頼らない!!

杖に頼るのは最終手段

腰痛対策アイテムは有効かどうか？　さまざまな見解があるとは思いますが、参考までに私のなかの〝常識〟をお伝えしましょう。

まず市販の腰痛対策アイテムは、すべて使わないほうがいいと思っています。というのも、使い方次第では効果が期待できず、考え方次第では良くないものもあるからです。

代表的な例として、杖は基本的に使わないほうがいいと私は考えています。杖を使うとラクかもしれませんが、杖はあくまで対処法でしかありません。杖に頼ってしまうと筋力低下を招き、いずれ杖なしでは歩けなくなってしまう可能性もあります。特別な時以外は杖をつかずに歩くようにして、少しでも筋力アップを目指したいものです。

腰を支える便利アイテムは一時しのぎでしかない！

腰用サポーターや骨盤ベルトは、背中とお腹の筋肉に代わって腰まわりを支えるためラクな状態にはなりますが、杖と同じようにふだん使いをすることはおすすめしません。何日もつけ続けていると筋力が落ちてしまうだけでなく、腰部を圧迫して血流が悪くなったり、皮膚がかぶれたりすることもあるからです。何より腰を固定してしまって動かさなくなるのは良くありません。自分のからだは自分の筋肉でサポートできるようにしましょう。

湿布で腰痛が治るわけでない！

湿布は痛みを緩和するもので、腰痛を治すものではありません。腰痛の炎症部は皮膚から遠いところにあるため、鎮痛効果はそれほど期待できないかもしれませんが、少しでも痛みを和らげたい、湿布を貼ったら気持ちいいということであれば良いとは思います。

また、痛み止めが効いていると、本来は患部の痛みが引くまでは動かさないほうがいいところの痛みが軽減されて動けてしまうため、症状を悪化させてしまうこともあります。日常生活に支障があるほどでなければ、なるべく鎮痛剤は使わないようにしましょう。

疲れが溜まっているのに筋トレをすれば腰痛になることも!!

腰痛予備軍&腰痛持ちが筋トレを始める前に気をつけるべきこと

日常生活の中で正しい姿勢、正しいからだの使い方をしていても腰が痛くなるというのであれば、からだの疲れが溜まりすぎているか、すでにからだが弱くなっています。日常生活の中で筋力を維持するという以前に、もはや筋力低下がかなり進んでしまっているため、いよいよ筋トレが必要になります。

腰痛予防&対策のために必要な運動に意味づけをすると、筋トレは腰に負荷をかけている弱った筋肉を鍛えるもの。腰痛対策に役立つストレッチは2種類あり、ひとつは腰の痛みを取るためのストレッチ、もうひとつは腰の負担をなくすために姿勢を良くするストレッチです。

筋トレもストレッチも正しくからだを使えていなければ、まったく効果は出ません。また、ストレッチにしても、腰の症状によっては痛みを悪化させてしまう場合もあるため、安易に腰を曲げたり反ったりするのは間違いなのです。筋トレやストレッチは、正しい知識を身につけてから行いましょう。

また、腰痛予防&対策のために背筋を鍛える必要はありません。というのも、背中の筋肉はふだん使っているからです。背筋はオーバーワーク気味になっていることがあるため、むしろ筋トレで腰を痛めてしまう可能性があります。

腰痛予備軍&腰痛持ちが唯一、筋トレをする必要があるのはお腹の筋肉です。

腹筋を鍛える上で最も重要なことは、きちんとお腹に負荷がかかるように行うこと。また、腰痛にならないよう、正しい姿勢を維持するために、インナーマッスルを鍛えることです。腹筋のインナーマッスルについては第3章をご覧ください。

筋トレは回数や重量を目標にしないこと!

日常生活の中で足りない筋力を補うために筋トレを行う際は、その部位をきちんと鍛えることができるかがポイントになります。

腹筋を鍛えるために、例えばスクワットを100回やる、80kgのバーベルを持ち上げるといった「数字」は関係ありません。回数や重量を目標にすると、100回スクワットをやるうちに50回目あたりから疲れてきて、フォームが乱れてしまっているかもしれません。また、80kgのバーベルを無理に持ち上げようとして、腰をひねってしまうかもしれません。いずれも腰にかなりの負担がかかっています。

筋トレは適切なフォームで行わなければ、鍛えたい筋肉に正しく負荷をかけることはできません。そのため、回数や重量を目標にしてがんばっても、まったく意味がないのです。しかも、からだが疲れているのに筋トレを行うと、余計に腰に負担がかかってしまいます。

筋トレを行う場合は、日常生活の中で足りていない筋力はどこなのか、正しいフォームで筋トレができているか、からだが疲れた状態で筋トレを行っていないか。この3点に注目しましょう。

日常生活の中で30%の筋力を使えていれば維持できる!

今ある筋力を維持するためには、筋力の30%を常に使い続けなければなりません。

例えば、腹筋運動が10回できる人は毎日、3回やることで筋力を維持できます。ところが、がんばっても10回できなくなると、筋力が衰えたことになります。一方で、10回できる人が毎日6回やると筋力は上がり、筋力が上がれば腹筋運動のできる回数も増えていきます。日常生活に支障がないのであれば、今の筋力を維持するために、毎日30%の筋力を使って生活すればいいのです。ただ残念ながら、ラクする生活をしている人は筋力を30%も使えていないので、筋力低下や不良姿勢が起こっているわけです。

また、ふだん疲れやすくなったり、からだの不調を感じやすくなったりしているのであれば、まずはストレッチやマッサージをしてみましょう。それでも不調が改善しないようであれば、筋トレをして60%の筋力を使い、筋力そのものを上げる必要があります。毎日、筋トレばかりでは疲れてしまうので、ストレッチやマッサージでからだをケアしながら続けましょう。

第3章

自分のからだ、知ってるつもり?

腰は重要なところなのに、実は鈍感!?

「からだの要」と書いて「腰」

「腰」には「要」という漢字が入っている通り、からだの要となる部位です。にもかかわらず、実は感度が鈍いところなのです。

試しにペンを2本用意して、ペン先を腰にあててみてください。腰のくびれのあたりで、背骨に近いところがペン先をあてる位置の目安です。

ほかの人にお願いして、あなたの腰に1本だけあてたり、2本同時にあてたりしてもらいます。何度かランダムにあててもらいながら、1本あてられているのか2本あてられているのかを答えてみてください。意外なことに、1本なのか2本なのかわからないと思います。これで腰がいかに鈍感な部位であるかがわかるでしょう。

腰はどこかといわれたら、胴体のくびれのあたりを示す人がほとんどかと思いますが、一般的には「さわることができる一番下の肋骨と、お尻の一番下のくぼみの間」を指します。

腰の骨は、腰椎とその下の仙骨、尾骨にあたります。また、仙骨は腰の土台となる骨盤の一部でもあります。腰の筋肉は、腰方形筋や腸腰筋、脊柱起立筋など、からだを屈折する筋肉、反らせる筋肉、ねじる筋肉など多岐にわたります。

腰は主に、からだを動かす役割、からだを支える役割、神経や臓器を保護する役割を担っています。腰は上半身と下半身の連結部位で、ちょうど分かれ目にあたるため、上半身と下半身それぞれの動きが腰に影響します。そのため、からだの動かし方が悪いと、腰に負担がかかりやすいのです。また、姿勢を維持するためにはたらいているのも腰です。立ったり座ったり歩いたりできるのは、すべて腰が正常に機能しているからです。

腰の役割のなかでも特に重要なのが、臓器や神経を守ることです。骨盤が生殖器や消化器、泌尿器を保護しています。腰には脊柱管という神経の通り道があり、その中を通る脳から伸びている脊髄を守っています。このほかにも腰には末梢神経が束になって通っているため、腰を痛めるとさまざまな部位に影響が出やすいのです。

腰痛と姿勢は切っても切り離せない関係

姿勢の「ゴールデンライン」を知っていますか？

ふだんから適切な姿勢で生活をしていれば、腰痛にはなりません。

運動学の視点から説明すると、姿勢には「ゴールデンライン」というものがあります。

ゴールデンラインとは、直立の場合は全身を横から見て、耳・肩・太もも・ひざ・くるぶしがライン（一直線）に並んだ状態で、S字カーブ（脊柱の生理的弯曲）が正しく保たれた姿勢です。このラインにずれが生じると、からだのあちこちに痛みが出てきます。

背筋をまっすぐに伸ばしているバレリーナの姿勢は、美学視点からは美しいと思いますが、運動学的には良くない場合もあります。

ただし、バレリーナは自らのからだを熟知しており、日々のトレーニングで全身を鍛えてメンテナンスも欠かさずに行って、腰痛やケガが起こらないようにしています。

姿勢の「ゴールデンライン」

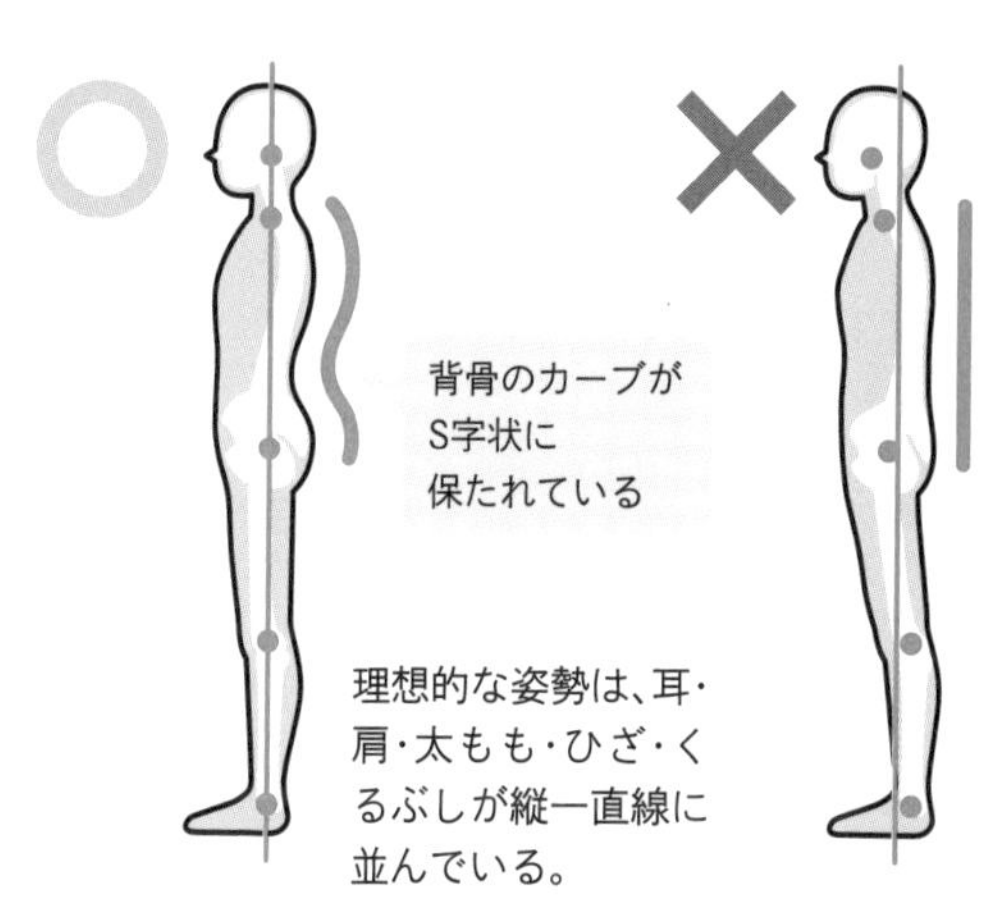

理想的な姿勢は、耳・肩・太もも・ひざ・くるぶしが縦一直線に並んでいる。

背筋をピンと伸ばして胸を張った「気をつけ」の姿勢は、足腰に負担がかかる。

同じように、背筋をピンと伸ばして胸を張る「気をつけ」の姿勢は、日常生活を送る上では適切な姿勢とはいえません。背筋が伸びた状態は正しいものと思われがちですが、ふだんからこの姿勢を取っていると、足腰に必要以上に負荷がかかってしまいます。

「何年も施術院に通っているのに、いっこうに腰痛が良くならない」「一時的に痛みがなくなっても、2〜3日でぶり返してしまう」という人がいますが、適切な姿勢に改善しないかぎり、残念ながら腰痛を根本からなくすことはできません。

私の施術を受けた腰痛患者さんは、必ず1回で痛みがなくなります。しかし、施術後にゴールデンラインが崩れた姿勢でいると、しばらくして腰痛は再発してしまうのです。

では、どうしたらゴールデンラインを維持できるのか？

見た目の「形」にこだわらずに、お腹を意識して使えばいい、ただそれだけです。お腹の筋肉を正しく使えれば、自然とゴールデンラインが整うはずです。

ふだんからお腹に意識を向けて、ゴールデンラインを維持できるようにすること。「適切な姿勢」とは美しい姿勢ではなく、いつもお腹の筋肉を使えている姿勢なのです。

ラクな姿勢ほど、からだをゆがめる！

立ち仕事をしているから腰が痛くなるのではなく、誤った姿勢で立っているから。また、基本的に座りっぱなしは良くありませんが、誤った姿勢で座り続けていると腰が痛くなります。

このように、腰痛には姿勢の悪さが大いに関係していることがわかりました。

そもそもなぜ姿勢が悪くなるのかというと、いわずもがな筋力が落ちているせいです。筋力が落ちると骨盤がずれて姿勢が崩れ、無理がたたって腰痛になるというわけです。

ゴールデンラインからずれている状態が、からだのゆがみです。からだがゆがむと痛みが出る理由を簡単に説明すると、どこかにゆがみが生じることで、本来使われるべきからだの部位を正しく使うことができなくなり、別の部位に負荷がかかります。負荷がかかるところが腰であれば腰痛に、ひざであればひざ痛になります。なんとか姿勢を維持するために、どこかでカバーしようとするのです。

生まれつき、からだにゆがみがある人はいません。例えば、子どもの頃から猫背だという人は、筋力低下によって骨盤にずれが生じてしまったほか、お腹の筋肉を使わずに背中を丸めた状態がラクなのでそうし続けた結果、そのまま関節がかたまってしまって今も猫背なのです。

猫背の人は、背中が丸まった姿勢でいるのがラクなのでしょう。なぜなら、すでに衰えてしまっているお腹の筋肉を、がんばって使わなくていいから。

お腹を使わないラクな姿勢がからだのゆがみを生み、腰痛を起こさせています。からだが重力に負けてしまっているのです。

そう、すべての発端は「ラクしたい」という気持ちにあるということにお気づきでしょうか?　ラクな姿勢、ラクな座り方、ラクな歩き方……。諸悪の根源は〝ラクする生活習慣〟にあります。

筋力が衰えれば、ラクなからだの使い方しかできなくなるのは当然のこと。そしてまた、ラクなからだの使い方しかできないために、筋力はますます衰えていくのです。

このように〝ラクする生活習慣〟が身についてしまっていては、負のスパイラルから抜け出すことはできません。腰痛離れをするためには、何よりラクしたい気持ちをなくさなくてはならないのです。

姿勢を良くすれば腰痛は消える!?

姿勢を見れば痛みの原因の9割はわかる！

姿勢や動作を分析する際は、解剖学や運動学を用いて解釈することが必須となります。運動学的に「正しい姿勢」は決まっており、私は姿勢を見ただけで痛みの原因を突き止めることができます。次のページの図をご覧ください。

前後のバランスを見る場合は、全身を横から見て（人体を左右に分ける矢状面で）、次の5つの目印を結んだラインを基準にして姿勢の状態を判断します。

乳様突起（耳たぶのやや後方）⬇肩峰（肩関節の前方）⬇大転子（太ももの骨の上端の出っぱり）⬇膝関節前部や膝蓋骨（膝のお皿）後部⬇外果（外側のくるぶしの前方）

■ 理想的な姿勢と不良姿勢（直立）

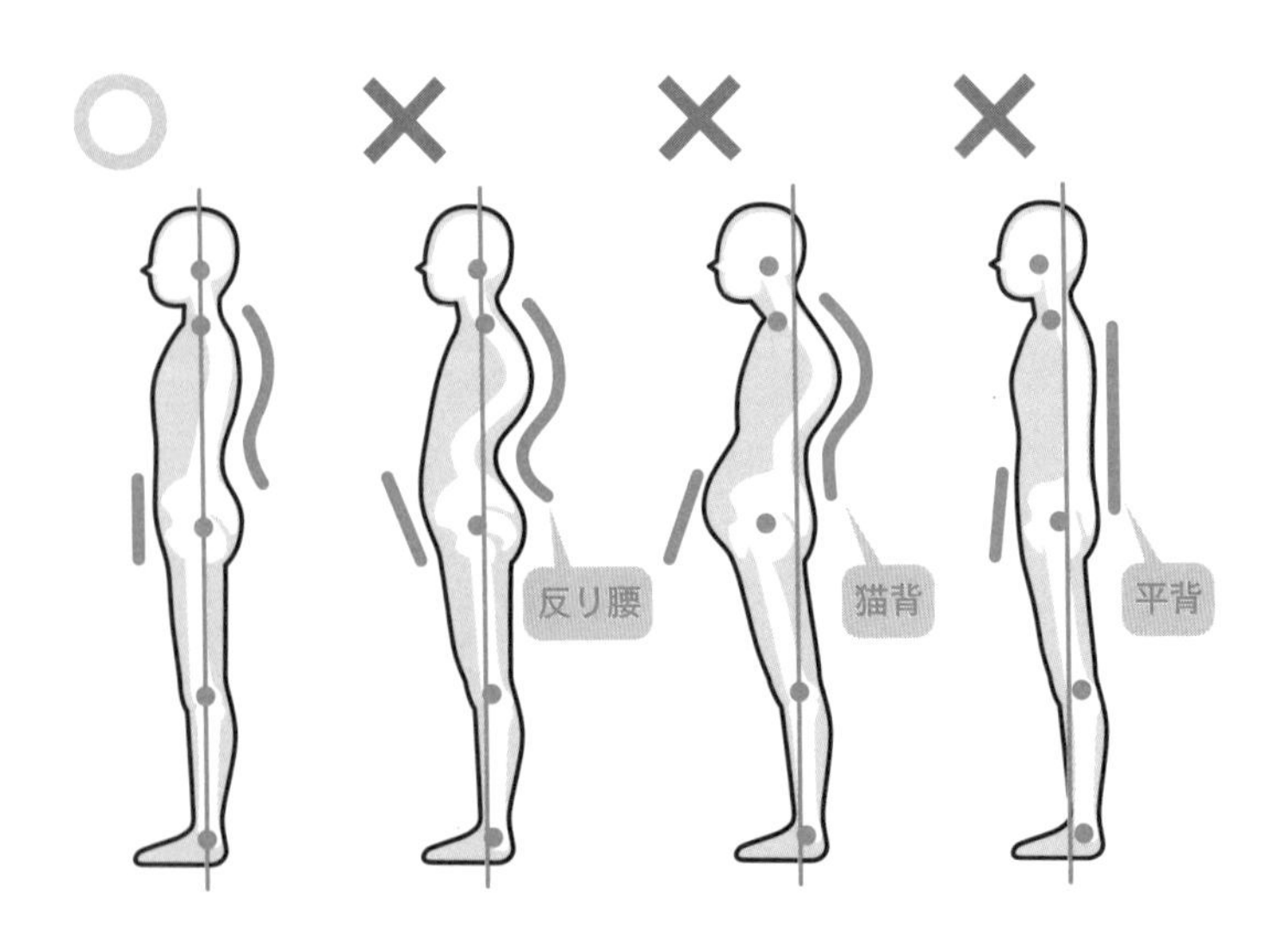

normal **正常**	kyphosis lordosis **後弯前弯型**	sway back **後弯平坦型**	flat back **平背型**
理想的な姿勢は、耳・肩・骨盤・ひざ・くるぶしが縦一直線に並んでおり、S字カーブ（脊柱の生理的弯曲）が保たれ、骨盤が正しい位置にある（骨盤が立っている）。	理想的な姿勢よりもS字カーブが大きく、骨盤が前に倒れている。お腹が突き出る（反り腰）、お尻が出っ張る（出っ尻）、太ももが前側に張り出す傾向がある。	腰にS字カーブが見られず、骨盤が後ろに倒れている。頭が前に出て背中が丸まり内側へ反る（猫背）、下腹がぽっこりする傾向があり、お尻が下がったように見える。	全体的に正常なS字カーブが見られず、背中から腰にかけて背骨が真っ直ぐになっている（平背）。骨盤がやや後ろに倒れているため、お尻が下がったように見える。

正常な姿勢＝「ゴールデンライン」が崩れると、すべて「不良姿勢」となります。このラインからずれると、反り腰や猫背、または平背(へいはい)になり、いずれも背骨の状態が正常ではなくなります。

胸椎のカーブが大きくなると猫背になり、呼吸が浅くなったり血流が滞ったりして、さまざまな障害が引き起こされます。

腰椎のカーブが大きくなると反り腰になり、背骨に負荷がかかりすぎて、腰椎分離症や腰椎すべり症を引き起こす可能性があります。肥満や妊娠でお腹がぽっこり出ている人、ヒールの高い靴を履いている人に多く見られ、太ももが前に張り出す傾向にあります。

どちらの姿勢も、腰椎椎間板ヘルニアや腰部脊柱管狭窄症などを引き起こす原因になります。骨盤が傾いている分、多くが腰で姿勢をカバーしようとして腰痛になるのです。

O脚(内反膝)やX脚(外反膝)も骨盤のゆがみと関係しているため、不良姿勢は歩き方にも悪影響を及ぼしています。

また、背筋がピンと伸びている状態は、背骨の生理的彎曲(S字カーブ)が失われています。

本来はＳ字カーブ状態の背骨がバネのような役割をして、歩行時に地面から伝わる衝撃などからだに伝わる振動を分散して和らげているのですが、平背の場合、振動がダイレクトに響きます。そのため、反り腰や猫背よりもからだの負担が大きいともいえるでしょう。平背は長時間デスクワークをしている人や、激しい運動によって筋肉がかたくなっている人に見られます。

これらの不良姿勢を取り続けていると、場合によってはそのまま関節がかたまってしまい、その姿勢でいることがクセになります。

「正しい姿勢」は決まっていますが、「良い姿勢」か「悪い姿勢」かの判断基準は視点によって異なります。

力学的に安定しているか、生理的に疲れにくいか、心理的に安定しているか、作業効率が良いか、容姿的に美しいかなど、さまざまな見方があるため、姿勢の良し悪しは見た目＝「形」では判断しにくいといえるでしょう。

姿勢は「形」だけにこだわることなかれ！

全身を横から見た姿勢だけでなく、後ろ（人体を前後に分ける前額面）から見て「正しい姿勢」も決まっています。基本的に骨と筋肉は、左右対称である状態が正常です。参考までに、後ろから見た基準は次の通りです。

後頭隆起（後頭部の中央の突出した部分）⬇**椎骨棘突起**（背骨の後ろ側の突出した部分）⬇**殿裂**（お尻の裂け目）⬇**両膝関節内側の中心**⬇**両内果**（両方のくるぶしの内側）**間の中心**

職業柄、多くの人の姿勢を見てきましたが、残念ながら正しい姿勢をとれている人はほとんどいません。例えば、ファッションモデルの場合は衣装を美しく見せるために、あえてゴールデンラインを崩していますが、これは美学的視点から見た「良い姿勢」になります。先ほども説明した通り、正しい姿勢と姿勢の「形」、つまり見た目の印象はイコールにはならないということです。

一方、背骨が曲がっていても腰痛にならない人もいます。この場合、上半身と下半身がバランス良く保たれているため、恐らく痛みや疲労を感じないのでしょう。姿勢の維持には筋力などのバランスもかかわっているため、これも力学的視点から見た「良い姿勢」だといえます。また、運動生理学的には消費エネルギーが少ないことが良いため、最小の筋活動で姿勢を保てているということは、たとえ腰が曲がっていても「良い姿勢」ということになるでしょう。

なお、「形」にこだわって姿勢を取ろうとすると、筋肉のどこかにコリが生じ、からだが疲れやすくなります。そのため、意識的に「正しい姿勢」を取ろうとするのは間違いです。では、どうしたら自然に正しい姿勢が取れるようになるのでしょうか？

不良姿勢を招く原因も筋力低下にあり！

まずは、不良姿勢が起こる主な要因を見てみましょう。

・脊柱（背骨）の変形
・体幹筋（胴体の筋肉）の萎縮・機能障害
・神経障害
・人格や情緒などの心理状態
・筋力低下
・日常的な動作のクセ

私が専門とするのはからだの動きにかかわる分野なので、本書では主に、筋力低下と日常的な動作のクセに注目して姿勢を改善するヒントをお伝えします。

筋力が衰えると、骨盤に傾きが生じて不良姿勢になります。また、弱くなっている部分がゴールデンラインからずれ、例えばお腹まわりの筋力が低下すれば当然、お腹が前に突き出てきます。

筋力低下には運動不足も関係しているため、運動不足で筋肉がかたくなると、例えば肩甲骨がかたまって肩が前に出てきます。

日常的な動作のクセとしては近年、スマートフォンの見すぎでストレートネック（首の骨の生理的弯曲がなくなっている状態）の人が多いことが挙げられます。

どんな人も、無意識のうちに習慣的に行っているクセというものがあります。日常的な動作のクセで不良姿勢が起こるということは、正しいからだの使い方ができていない証拠です。

医学的に正しい姿勢があるように、運動学的に正しい歩き方や座り方があるので、第2章で確認しましょう。

姿勢を保つために、はたらく筋肉に注目！

姿勢が崩れるのは、筋力が衰えて、からだが重力に負けてしまっているからです。

まず、姿勢を、どこの筋肉を使って維持しているかを確認してみましょう。

壁を背にしてまっすぐに立ちます。はじめは力を抜いた状態で、壁に背中やお尻をくっつけようとしてみてください。この時、お腹にぐっと力が入るのがわかると思います。

少しの間、壁からからだが離れないようにして、そのうちどこが疲れてくるかがポイントで、どの筋肉ががんばっているかの指標になります。

お腹が疲れてきた人は、お腹の筋肉を正しく使って姿勢をキープしようとしています。

腰のあたりが疲れてきた人は、お腹の筋肉を使えていないため、すでに腰痛だといえるでしょう。

姿勢を保つためにはたらいている筋肉が「抗重力筋」です。

私たちのからだは抗重力筋によって重力に反発しているため、姿勢を保持することができています。

抗重力筋は、首・胸部・腹部・大腿・下腿など全身にはりめぐらされており、からだの

抗重力筋と姿勢の関係

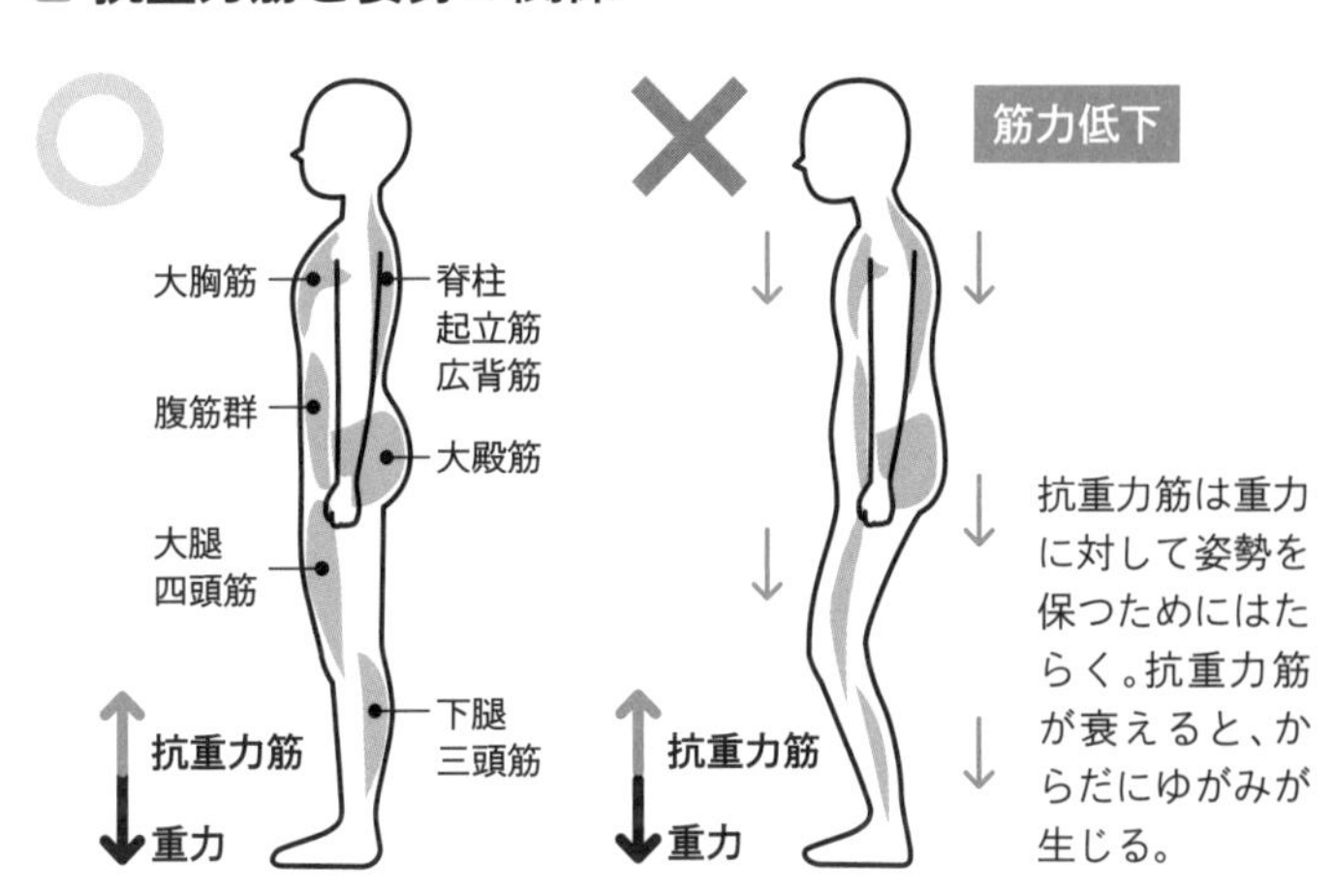

前面と後面にある複数の筋肉が、互いに伸びたり縮んだりしてバランスを取りながら姿勢を保っています。

生まれたばかりの赤ちゃんは抗重力筋が未発達であるため、立ったり座ったりすることができません。また、5年に1度、保育・教育現場で行われている「子どものからだ調査」(子どものからだと心・連絡会議)によると、座っている時に背もたれに寄りかかったり、ほおづえをついたりしてぐにゃぐにゃになる子=「背中ぐにゃ」の子ども(就学前の子どもと小学生)は約90%もいることがわかっています(2020年)。

〝ラクする日常生活〟を送っている現代の子どものからだの、抗重力筋が衰えていることは明らかです。

高齢者の介護予防では、抗重力筋が低下しないようにからだを動かすエクササイズが推奨されており、抗重力筋の維持は「ロコモ※」や「サルコペニア※」の予防にも効果が期待できるといわれています。

立っているだけ、座っているだけでも抗重力筋のいずれかが緊張した状態（筋緊張）になっています。特に背側の筋肉は「主要姿勢筋」と呼ばれ、持続的に筋緊張を保っています。姿勢を保つために無意識のうちに筋緊張が高くなっているのです。

「筋緊張」とは簡単にいうと、筋肉が持続的に収縮することで、筋肉は「張り」を持った状態にあります。抗重力筋は常にはたらいているため、収縮したままになりやすい筋肉といえます。筋肉が張ったままだと疲労物質が溜まり、疲れが出やすくなります。

また、日常的な動作のクセがあると、抗重力筋はそのクセを記憶してからだをゆがませます。からだの使い方が悪いと慢性的な腰痛や肩こりを引き起こすのです。

ゴールデンラインは、重力に対して最も効率的にからだを支えることができる姿勢です。極端にいうと、抗重力筋がバランスよくはたらいていれば、立ち続けていても疲れません。これは座っている時にも同じことがいえます。

抗重力筋は脳内の神経伝達物質のひとつ、セロトニン（通称「幸せホルモン」）とも深くかかわっており、セロトニンの分泌が減ると抗重力筋のはたらきが低下すると報告されています（「セロトニン分泌に影響を及ぼす生活習慣と環境」大阪河﨑リハビリテーション大学紀要）。ちなみに、セロトニンは太陽の光を浴び、体を動かすことで分泌されるといわれています。

からだが痛くならない、疲れない姿勢を保つためには、抗重力筋がすべてといっても過言ではありません。私が重視しているのが腹筋群、そして腸腰筋です。その理由は後ほど説明しましょう。

※「ロコモ」：「ロコモティブシンドローム」（運動器症候群）の略称。運動器の障害のために移動機能が低下した状態を指す

※「サルコペニア」：加齢による筋肉量の減少および筋力の低下を指す。65歳以上の高齢者の15％程度がサルコペニアに該当すると考えられている

骨格を知れば腰痛が起こる理由がわかる!?

背骨は「7：12：5」に分かれている

人間の背骨＝「脊柱」（脊椎）は、「椎骨」と呼ばれる骨が連結して形成されています。頭部から、7つの「頸椎」、12の「胸椎」、5つの「腰椎」、「仙骨」（5つの仙椎からなる）、「尾骨」（3～5つの尾椎からなる）から成り立っており、椎間板というクッションを挟んで積み重なっています。仙骨や尾骨は成長過程において1つ1つの椎骨が癒合し、それぞれ1つの骨になっています。

各領域は英語表記の頭文字をとって、アルファベットで表記されます。

特にカーブがきつい第4腰椎と第5腰椎の間（L4／5）で腰椎椎間板ヘルニアが最も起こりやすく、次いで第5腰椎と仙骨の間（L5／S）で起こりやすいといわれています。

人間の背骨（脊柱／脊椎）

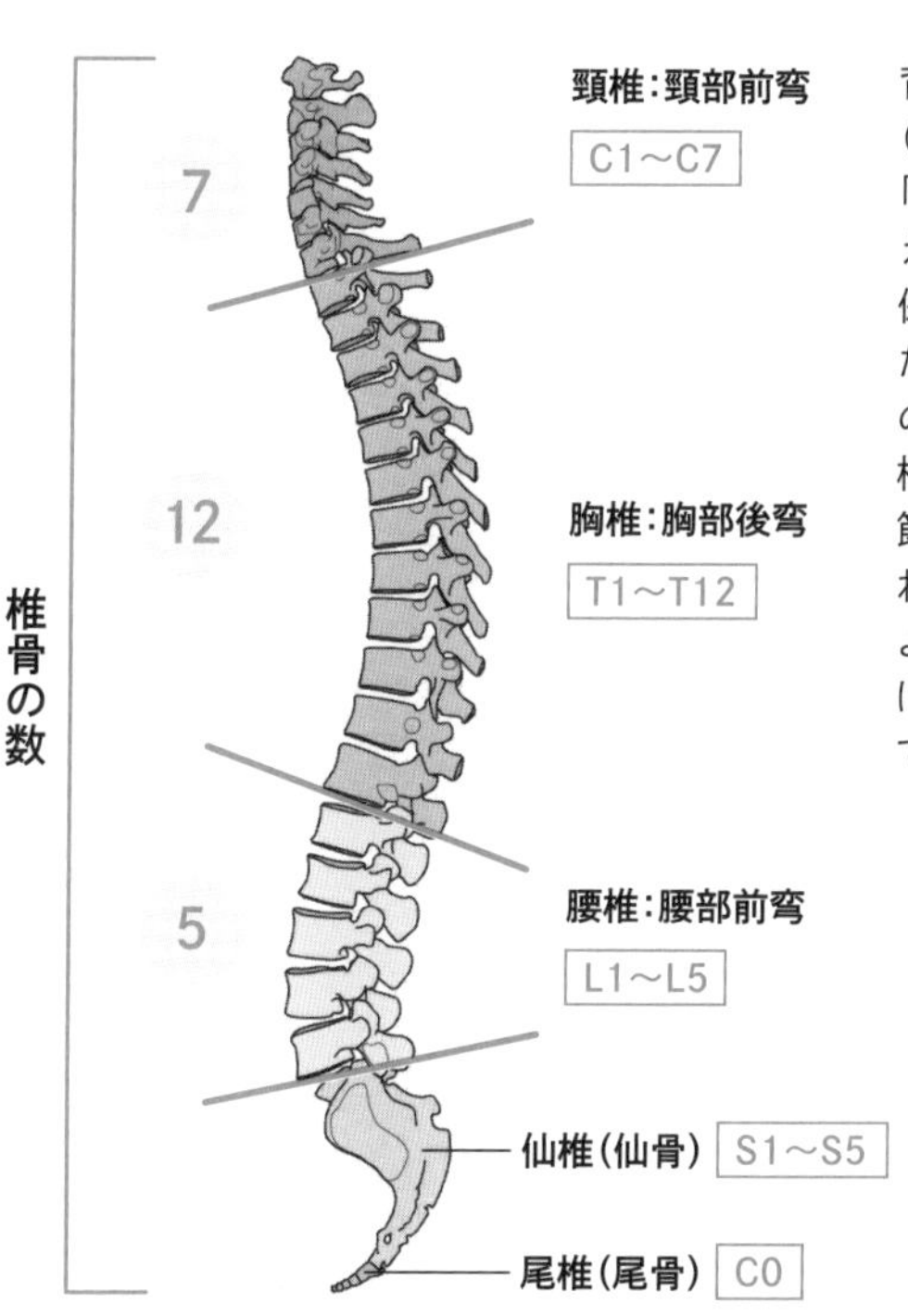

背骨には主に、「体幹（胴体）を保持する」、「体幹に可動性を与える」「脊髄・神経を保護する」というはたらきがある。5個の椎骨から成る腰椎は、椎間板・椎間関節・靭帯が連結し、これらが動くことによってからだを曲げたり伸ばしたりできる。

頸椎：Cervical spine（C1～C7）
※C1は「環椎（かんつい）」、C2は「軸椎（じくつい）」、C7は「隆椎（りゅうつい）」と呼ばれる。

胸椎：Thoracic spine（T1～T12）

腰椎：Lumbar spine（L1～L5）

仙骨：Sacrum（S1～S5）

尾骨：Coccyx（C0※） ※仙骨をS1として尾骨をS2とする場合もある。

ちなみに、腰椎が６つある人もいます。腰椎が５つある人は80％、６つある人は15％、４つしかない人は５％いるといわれています。その理由は、仙骨や尾骨に複数ある椎骨が癒合して１つの骨になっている状態と同じことです。

仙椎の椎骨の１つが腰椎化すると第６腰椎（Ｌ６）になり、逆に第５腰椎（Ｌ５）が仙椎化すると、腰椎の個数は第４腰椎（Ｌ４）までの合計４つとなります。なお、腰椎の個数の違いは機能的には特に問題ありませんが、腰痛のなりやすさには影響するといわれています。

脊柱の特徴を理解することで腰痛を予防！

脊柱の主な機能は次の通りです。

・頭部や胴体を安定させて保持する
・からだを動かす時の軸になる
・脊髄・神経を保護する

脊柱には3つの小さなカーブ（頸椎の前弯・胸椎の後弯・腰椎の前弯）があり、ゆるやかな生理的弯曲（S字カーブ）を描いています。

生理的弯曲は、前弯（前方が凸になる弯曲）、後弯（後方が凸になる弯曲）、側弯（左右＝側方が凸になる弯曲）の3タイプがあり、側弯は「ゆがみ」になります。

このS字カーブ状態の背骨がバネのようにしなやかに動くことで、からだにかかる重力やからだに伝わる衝撃などの負荷を分散し、筋肉や関節を守っているのです。

このことはカパンディ（Kapandji, I. A.）の著書『関節の生理学』（医歯薬出版）に記されています。簡単に説明すると、背骨に弯曲のない平背の場合の重力への抵抗力を「1」と仮定すると、背骨にカーブが1つあれば重力への抵抗力は「2」になります。背骨にカーブが2つあれば抵抗力は「5」に、3つあれば「10」に増えるといいます。つまり、背骨の3つのカーブが正常に保たれていれば、重力への抵抗力が大きくなります。

カーブの角度は人によって異なりますが、各部位のカーブの角度が適切であれば、脊柱の機能を最大限に発揮することができます。生理的弯曲が保たれることで姿勢が安定し、からだへの負担も少なくなるのです。

脊柱の可動域	胸椎	腰椎
屈曲（背骨を曲げる動き）	35°	50°
伸展（背骨を反らす動き）	20〜25°	15°
側屈（背骨を横に倒す動きき）	25°	20°
回旋（背骨をひねる動き）	30°	5°

脊柱の可動域を知ることで腰痛を防ぐ！

脊柱は、屈伸（屈曲と伸展）・側屈・回旋の3方向に動かすことができます。腰痛を訴える患者さんを診察する場合、これらの可動域に制限があるかどうかを診ます。

腰痛が起こる要因の約60％は、体幹回旋（下半身に対して上半身を左右にひねる動作）と関連していることがわかっています。

臨床現場では胸椎の可動域が狭くなってい る患者さんが多く、胸椎の代わりに腰椎を使い、可動域をオーバーしてからだを反らせたりひねったりして、腰痛を引き起こしています。腰椎の回旋の可動域は。5しかないのに、腰を無理にひねれば壊れるのは当然といえるでしょう。

「椎骨」の構造と役割を知っておく

頸椎、胸椎、腰椎の形状はそれぞれ特徴があり、構造や役割も異なります。

頸椎は、主に首を回したりひねったりする時にはたらく関節（環椎と軸椎）と、頭部を支えるために固定されている関節同士がかみ合った構造をしているのが特徴です。

胸椎は体幹部の中心で唯一、脊椎の中で肋骨にくっついており、この関節が肋骨と胸骨に連結して胸郭を構成し、臓器を保護しています。

上半身と下半身を連結する部分にあたる腰椎は、頭部や体幹部の重量を受け止めるため負担が大きく、頸椎や胸椎に比べて幅広く大きいのが特徴です。

椎骨と椎骨の間には「椎間板」があり、中心はゼリー状の「髄核」、その周辺は「線維輪」で層状に覆われています。椎間板は脊柱にかかる負担を和らげるクッションの役割を持ち、椎骨の連結部は関節のように動かすことができます。

椎骨には「椎孔（ついこう）」と呼ばれる空間があり、複数の椎体が連結し椎孔が重なってできた管が「脊柱管」です。その中を「脊髄」や「馬尾神経」が通っています。

■ 背骨（脊柱・脊椎）の構造

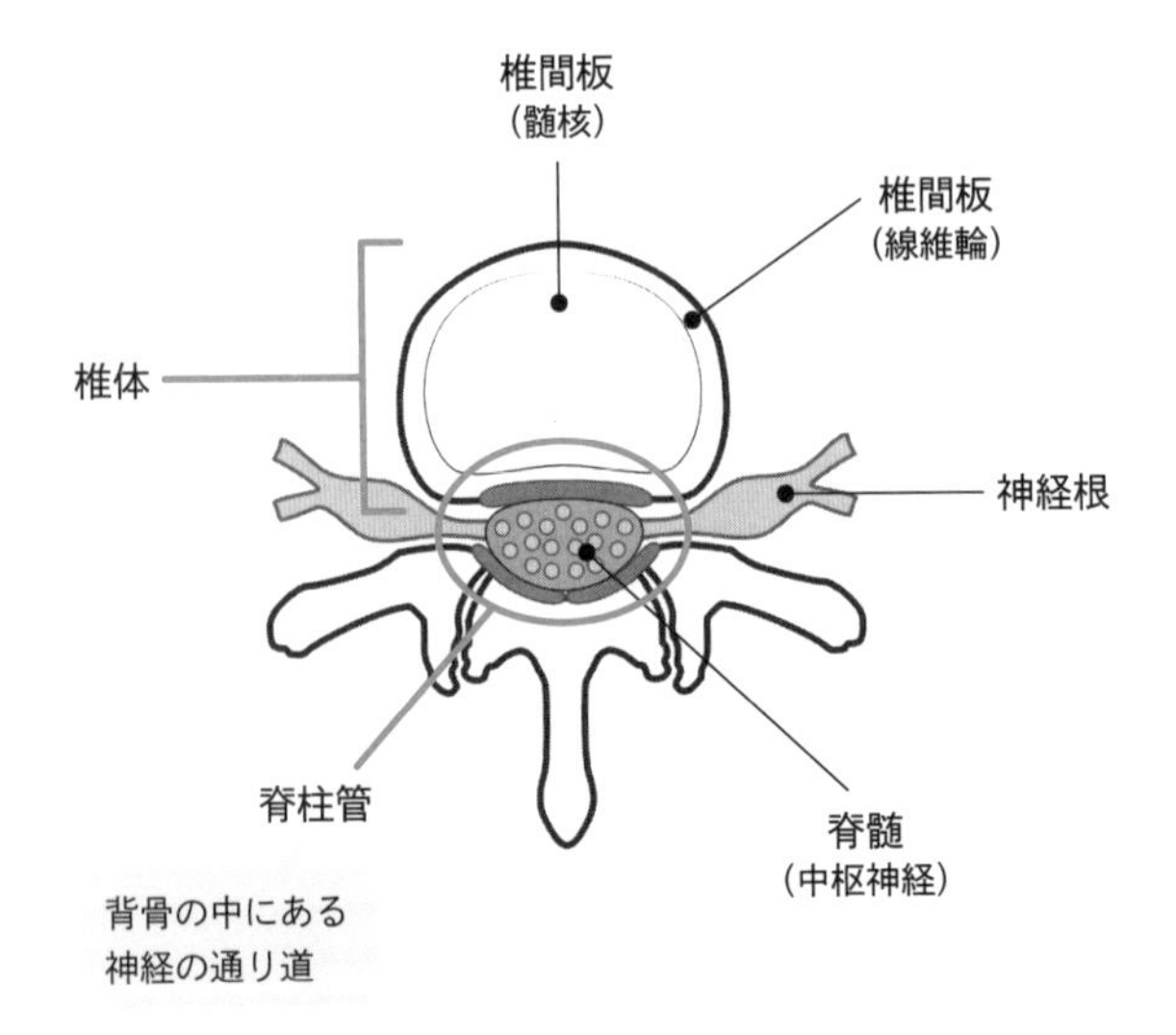

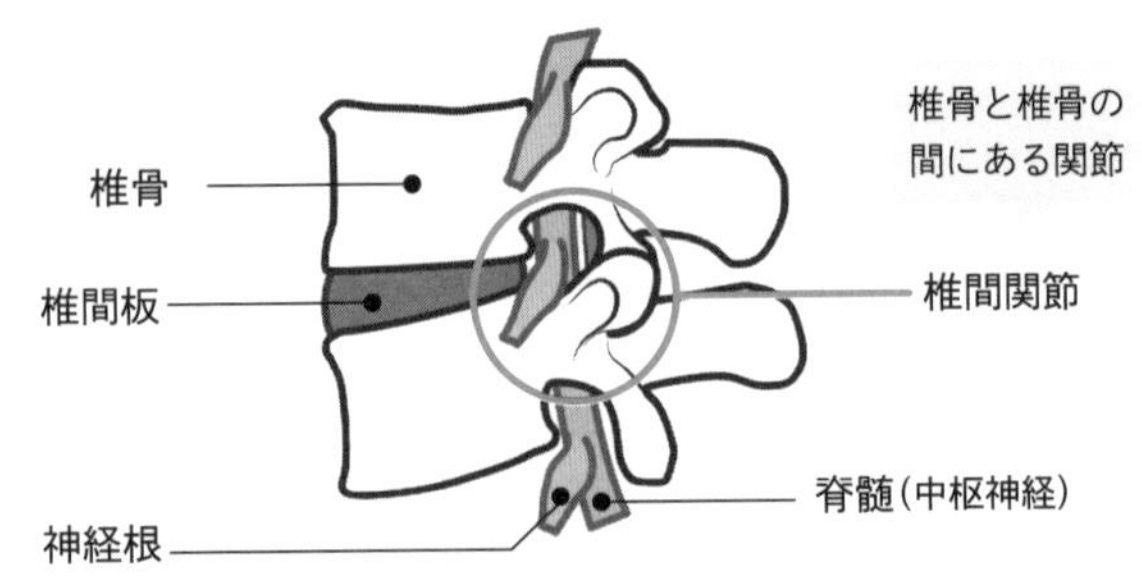

背骨（脊柱・脊椎）は、「椎骨」と呼ばれる骨が連結したもので、椎骨の円柱状の部分を「椎体」という。背骨の中には「脊髄」が脳から第1～2腰椎まで伸びており、第1～2腰椎より下は「神経根」の束になっている。この束を「馬尾神経」と呼ぶ。

骨盤を知らずして腰痛は防げない!!

腰まわりの骨で重要なのが「骨盤」

腰痛予防&対策を学ぶ上で欠かせないのが、からだの土台となる「骨盤」です。

骨盤は、仙骨と尾骨、左右の「寛骨」で構成されています。寛骨とは、腸骨・恥骨・坐骨が癒合して1つになったものです。

骨盤の形状や状態は、性別によって異なります。

骨盤を正面から見ると、女性の骨盤は産道

■ 骨盤

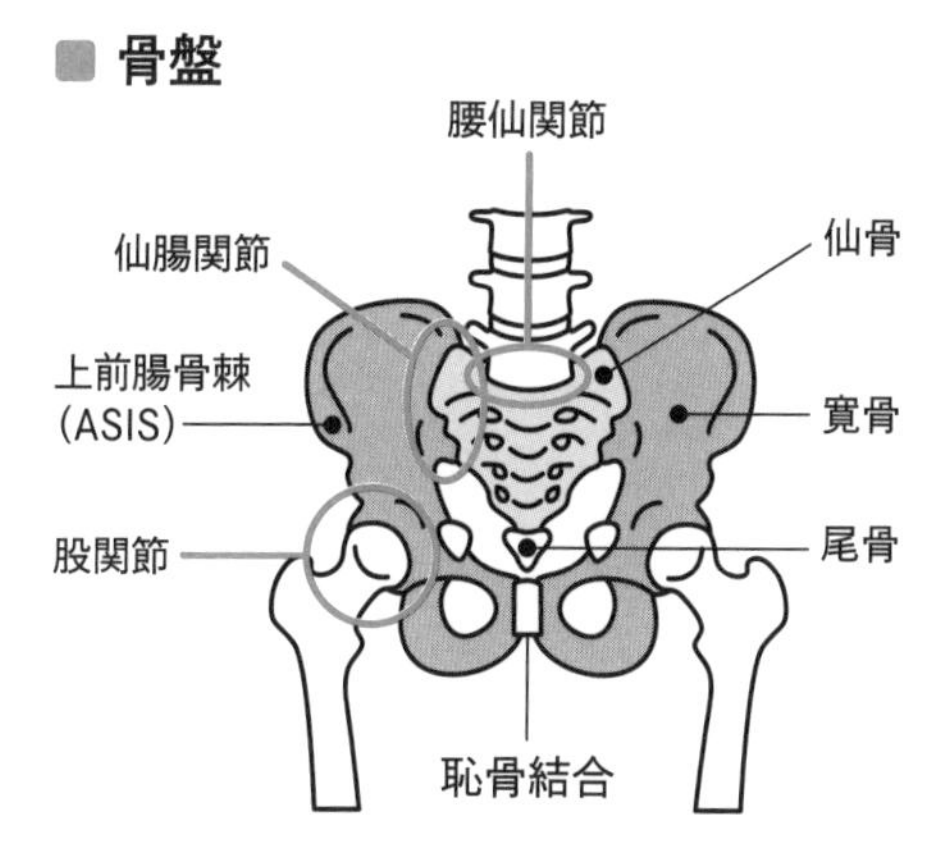

骨盤のゆがみ（骨の結合部のズレ）が腰痛を引き起こすことがある。

があるため、男性に比べて「骨盤腔」が横に大きく広がり、縦が短くなっています。骨盤を上から見ると、女性は楕円形、男性はハート形のような形状になっています。また、女性の場合、骨盤下の恥骨の角度が広がって鈍角であるのに対し、男性の場合は狭く鋭角になっています。そのため、女性のほうが全体的に骨盤が広く開きやすい状態にあります。

腰痛の症状が出やすいのが「仙腸関節」

仙骨と寛骨（腸骨）が連結した部分を「仙腸関節」と呼びます。骨盤に負荷がかかりすぎると、仙腸関節障害を引き起こします。仙腸関節は、通常でも数ミリ程度しか動くことがない関節であるため、無理に動かすと炎症を起こしてしまいます（仙腸関節炎）。女性の場合、妊娠をきっかけに仙腸関節に必要以上の動きが生じ、仙腸関節が不安定になって痛みが生じやすくなることがあります。

腰痛における仙腸関節障害の割合は、15〜30％を占めているという報告があります。腰痛患者さんのなかには仙腸関節を中心とした腰痛のほか、片側の腰臀部痛や下肢痛を訴える人が多く見られます。

仙腸関節障害かどうかを診断するためには、患者さんに人差し指で痛みの部位を示してもらうワンフィンガーテストが有用です。日常生活を思い浮かべて痛みを感じる部位を指でなぞってもらうと、ピンポイントで診断がつきやすくなるのです。

「股関節」はいつも酷使されている！

大腿骨の先端にある球状の骨頭と、寛骨の連結部分が「股関節」です。

股関節は、人間のからだのなかで最も大きく、体重を支えている主たる荷重関節なのです。

股関節には、歩くだけでも体重の3〜4・5倍、階段の上り下りで6・2〜8・7倍の負荷がかかるといわれています。そのため、股関節は筋肉や腱などで全体が覆われており、安定性を保ったまま、さまざまな方向に動かすことができるようになっています。

背骨と骨盤と股関節は連動して動いているため、股関節からくる腰痛ももちろんあります。からだを前にかがめたり反らしたりする際は背骨だけでなく、股関節の動きも重要な役割を果たしています。

先ほども説明したように、動きが悪い部位や痛みが出ている部位をかばおうとして、別の部位ががんばります。股関節の動きが悪い場合は腰を動かしてカバーし、使いすぎてい

セルフチェック 骨盤の前後の傾き（傾斜の角度）

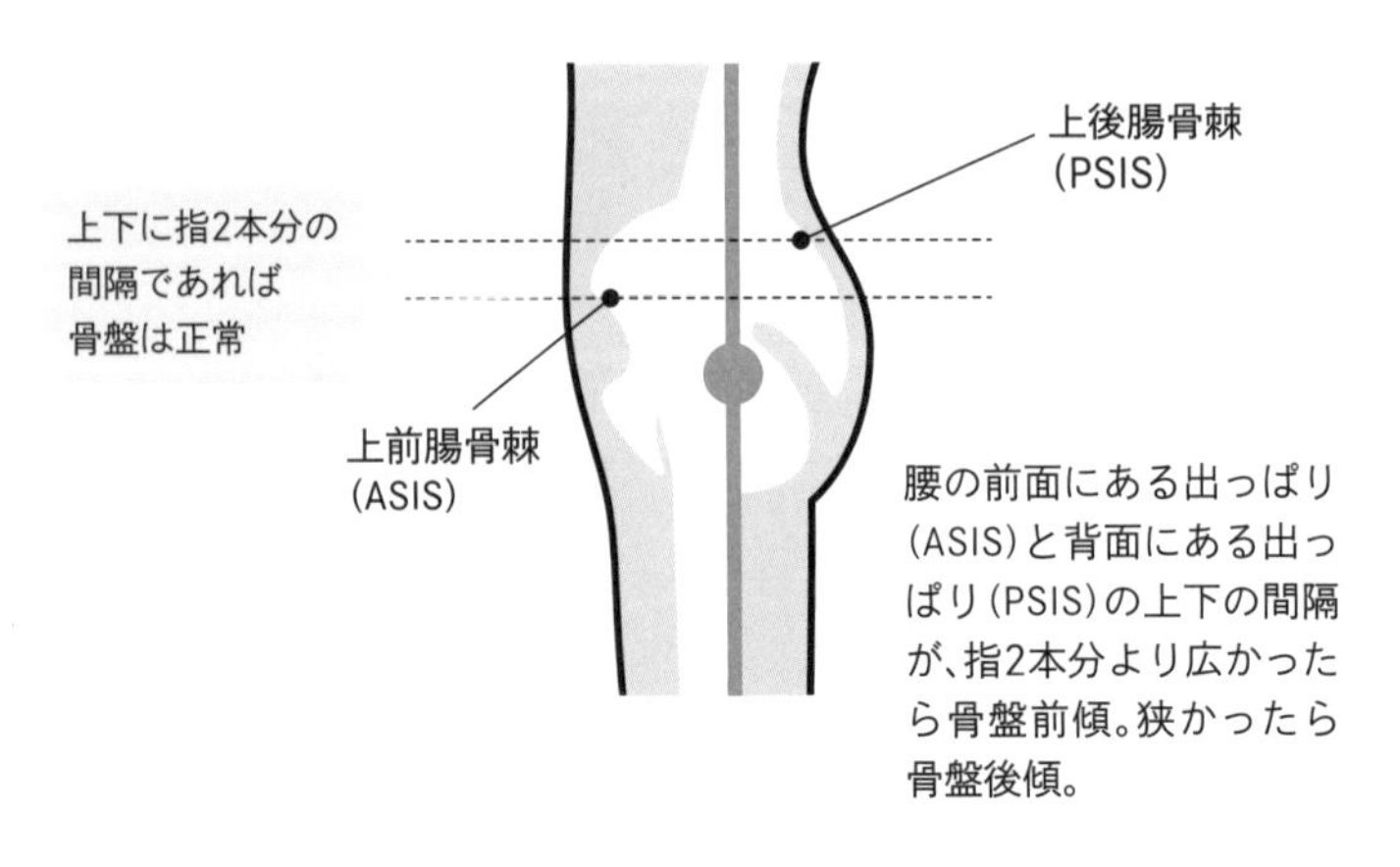

る股関節を守ろうとします。その結果、腰を使いすぎて腰痛になるというわけです。
また、股関節のはたらきに関係する筋力が低下して不安定な場合は、歩き方に影響が出ます。悪い歩き方で姿勢不良が起こり、腰痛を引き起こすこともあるのです。

骨盤のずれと背骨の弯曲はワンセット！

股関節だけでなく、背骨と骨盤が連動していることも解説します。
筋力低下によって骨盤がずれると不良姿勢、すなわち腰椎の弯曲に異常が出ます。
正常なS字カーブがつくられている姿勢を基準にして、胸椎が後ろに大きくカーブしている猫背は骨盤が後ろに傾き、腰椎が前に大きくカーブしている反り腰は骨盤が前に傾いています。S字カーブが失われた平背は、猫背と同じく骨盤が後傾しています。

「正常」といえる骨盤傾斜の角度には個人差がありますが、一般的には手を腰にあてた時の人差し指あたりにある出っぱり部分、上前腸骨棘（ASIS）と、その背面に指2本分上くらいの位置にある上後腸骨棘（PSIS）で判断します。

この2つの出っぱりの間が上下にちょうど指2本分であれば、骨盤の傾きが正しい状態です。指2本よりも幅が広い場合は骨盤が前傾しており、幅が狭い場合は骨盤が後傾していることになります。

骨盤の異常は4パターンある！

骨盤のずれやゆがみには、大きく分けて4つのタイプがあります。

1．骨盤の前後の傾き
2．骨盤の左右のねじれ
3．骨盤の左右の傾き
4．骨盤の開き

■ 理想的な姿勢と不良姿勢（直立）

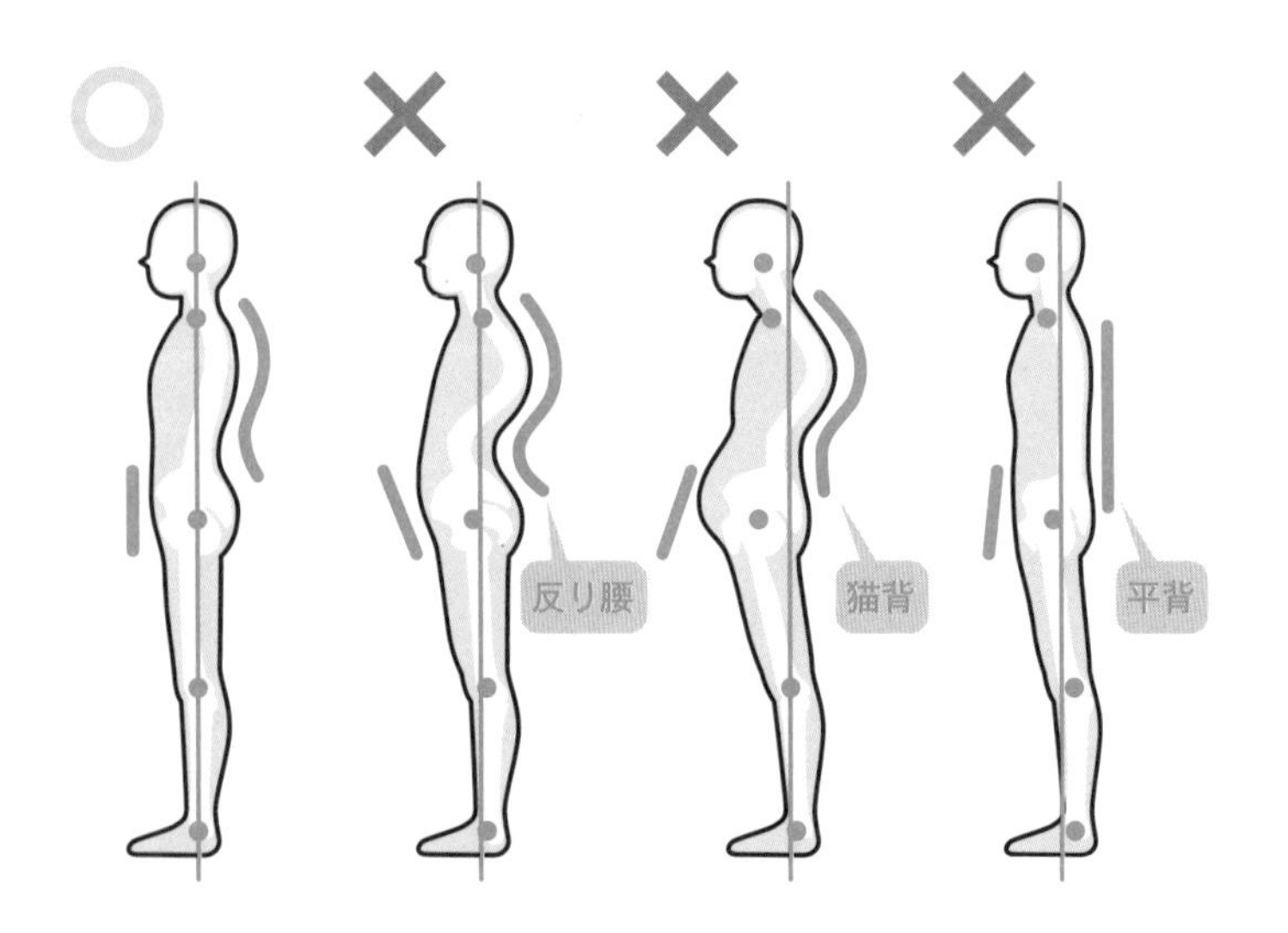

normal **正常**	kyphosis lordosis **後弯前弯型**	sway back **後弯平坦型**	flat back **平背型**
背筋を伸ばすのではなく「骨盤を立てる」ことがポイント。「骨盤を立てる」とは、骨盤が正しい位置に置かれ、地面に対して平行・垂直になっている状態。	骨盤が前に倒れている状態（骨盤前傾）。腰を反りがちで、ひざや腰より上半身が前に出るため腰や背中に負担がかかりやすく（神経を圧迫刺激）、腰痛になりやすい。	骨盤が後ろに倒れている状態（骨盤後傾）。後ろに傾いた上半身のバランスをとろうと頭が前に出るため、猫背や肩こりになりやすい。	骨盤は正常か、やや後ろに倒れている状態（骨盤後傾）。背骨のS字カーブ（弯曲）がないため、反り腰や猫背やよりも腰に負担がかかりやすい。

セルフチェック **骨盤の前後の傾き具合**

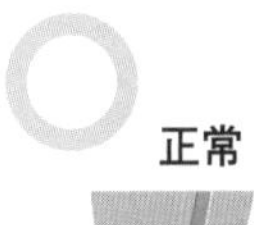
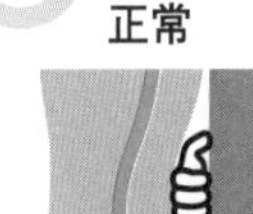

正常

壁と腰の間の隙間に、指を軽く曲げた状態で手が入れば骨盤は正常。

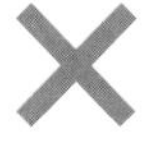

前傾

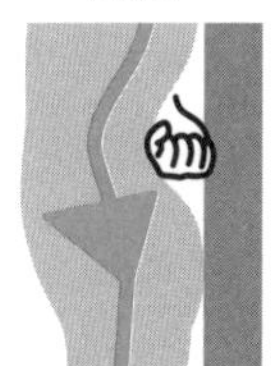

骨盤が前に傾いている人は、腰痛・反り腰・内股（X脚）になりやすい。

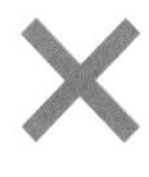

後傾

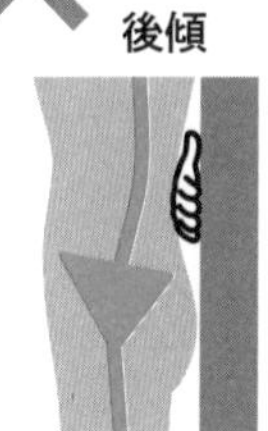

骨盤が後ろに傾いている人は、腰痛・猫背・ガニ股（O脚）になりやすい。

骨盤のずれやゆがみを確認してみましょう。

1．骨盤が前か後ろに傾いていないか？

壁に背を向けて、頭とお尻とかかとを壁につけて立ちます。そして、壁と腰の間に手を入れてみましょう。手がどのような状態で入るか、あるいは手が入らないかで骨盤の前後の傾き具合がわかります。

指を軽く曲げた状態で手が入る
……………正常な骨盤
こぶしが縦、または横に入る
……骨盤が前傾した状態
手のひらより狭い、または手が入らない
……骨盤が後傾した状態

2. 骨盤が右か左にねじれていないか？

両足を肩幅に開いて立ち、胸の前で手を交差させて、からだを左右にひねってみましょう。左右どちらかの方向にひねりにくさを感じた場合は、骨盤がねじれている可能性があります。

3. 骨盤が右か左に傾いていないか？

骨盤は前や後ろだけでなく横にも傾きます。骨盤が左右に傾いていた場合、背骨も左右どちらかに曲がっていたり、不自然に弯曲していたりします。

自分で確認する場合

股関節を開いてあぐらをかくような姿勢で床に座り、足裏をつけてみましょう。この時、ひざが床につかなくても問題ありません。

左右どちらかのひざが極端に浮いてしまう場合は、骨盤が傾いている可能性があります。

ほかの人に確認してもらう場合

セルフチェック
骨盤の左右の傾き具合

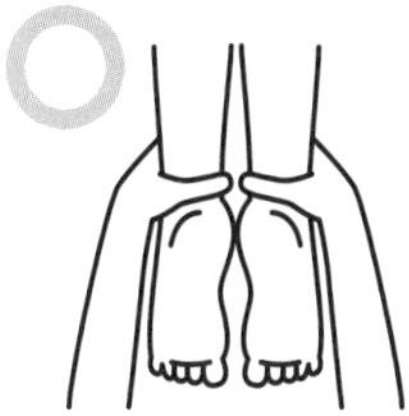

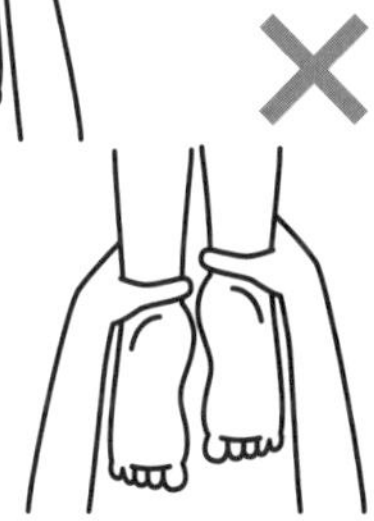

○

×

右腰に緊張やハリが続くと、骨盤がゆがんで右足が短くなる。

床などにうつぶせになって、力を抜いて両足を伸ばしましょう。そして、ほかの人に足の長さを見てもらってください。

左右で長さが違う場合は、骨盤が傾いている可能性があります。

セルフチェック　**骨盤の開き具合**

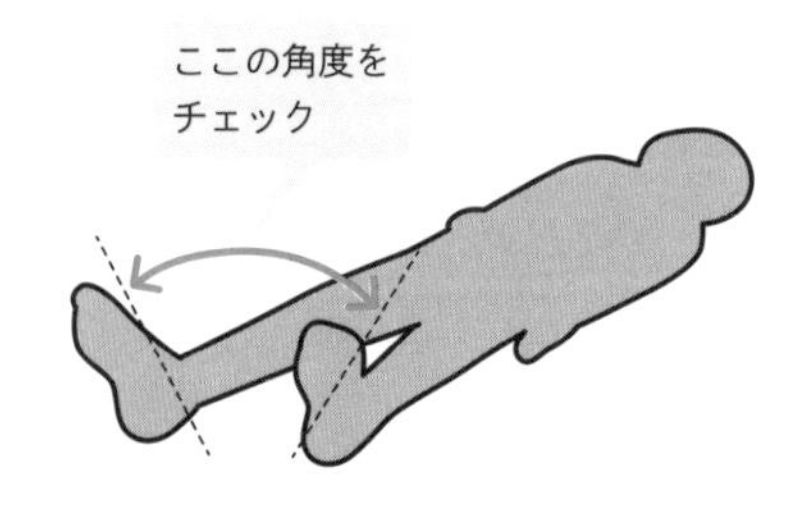

「骨盤が開く」とは、仙腸関節や恥骨結合が
左右に広がっている状態のこと。

4. 骨盤が開いていないか？

床などに仰向けになって、力を抜いて両足を伸ばしましょう。かかとを中心にして、足の先が自然に左右に開くと思います。そして、ほかの人に足の開き具合を見てもらってください。この時の足先の開く角度で骨盤が開いているかどうかがわかります。

足先が80°〜90°開く場合
…………正常な骨盤

足先が90°以上開く場合
……骨盤が開いた状態

足先が80°も開かない場合
……骨盤が閉じた状態

ちなみに、お尻が垂れる原因も骨盤にあります。次の方法をお試しください。

①立った状態で、お尻に両手をあてて、お尻にグッと力を入れる
②すると、お尻が引き締まる感じがわかる
③そのまま腰を曲げる（90°前に倒す）
④すると、お尻に力が入らないことがわかる

いかがでしょうか？　腰を曲げるとお尻の筋肉がゆるんでいくのが両手で感じられると思います。これで骨盤が前傾すると、お尻に力が入らないということがわかるでしょう。

産前産後に反り腰になりやすい女性が尿漏れを起こしやすくなるのも、骨盤が前傾しているせいでお尻に力が入りにくくなり、骨盤底筋（骨盤の底にある臓器を下から支える筋肉）がゆるんでいるからです。

骨盤がずれたりゆがんだりしないように、日常生活の中で筋力低下を防ぎましょう。

筋肉のはたらきを知って筋力低下を防ぐ!!

腰の筋肉は背中からお腹まで幅広くある!

ここからは、筋肉のしくみとはたらきについて学びましょう。

私たちのからだは、大小を合わせておよそ約600もの筋肉で構成されています。筋力は筋肉の断面積（筋肉量）にほぼ比例しているため、筋力の強さは筋肉の量によって変わります。

筋肉には主に、動作・姿勢維持・熱産生・身体保護の役割があり、それぞれの筋肉がいずれかの役割を担っています。

からだを動かす役割

筋肉は筋力を発揮してからだを動かします。筋肉は徐々にかたい組織（腱）になって骨に付着しており、筋肉が収縮することで力が生じて骨が動きます。つまり、関節が動いてからだが動くということです。

姿勢を維持する役割

重力に対抗して姿勢を保っているのは、抗重力筋（P.106）です。抗重力筋はからだを動かしていなくても常にはたらいています。抗重力筋の筋力が低下すると、転倒のリスクが高まるなど日常生活の中での動きに影響があります。

熱を産生する役割

筋肉はからだの熱をつくります。筋肉は力を発揮（収縮）する時に熱を産生し、体温を維持したり、体内のエネルギーを消費したりします。自動車のエンジンのように、筋肉は動いている時に熱を生み出しているのです。

からだを保護する役割

筋肉は打撃など衝撃から、からだ（内臓や骨など）を守ってくれます。また、筋肉が力を発揮することで関節を安定させ、関節にかかる負荷を軽減します。筋肉には保護する役割と安定させる役割があるのです。

筋肉は〝合わせ技〟で機能している！

筋肉は、骨格筋・平滑筋・心筋の3つに分けられます。そして、それぞれ構造や、はたらきが異なります。

骨格筋：骨と骨をつないでからだを動かす筋肉。通常「筋肉」と呼ばれる
平滑筋：血管や内臓を動かす筋肉。「内臓筋」とも呼ばれる
心筋：心臓を動かす筋肉。心臓の壁（心筋層）をつくっている

ひじを曲げ伸ばしする時にはたらく筋肉(屈筋・伸筋)

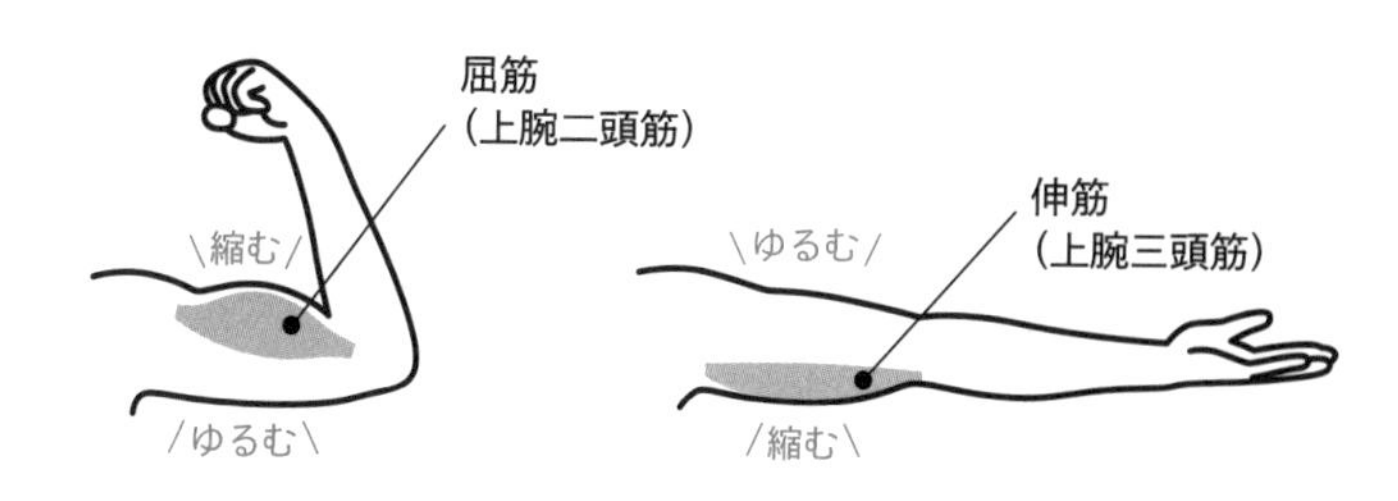

関節を曲げる時にはたらくのが「屈筋」。上腕二頭筋が縮んで上腕三頭筋がゆるむ。

関節を伸ばす時にはたらくのが「伸筋」。上腕二頭筋がゆるんで上腕三頭筋が縮む。

それでは、からだの動きにかかわる骨格筋についてくわしく見ていきましょう。

骨格筋は全身の筋肉の約40%を占めており、運動などで増やすことができ、関節をまたいで2つの骨についている筋肉を収縮(筋収縮)させることで、からだを動かすことができます。

筋収縮とは、「筋肉が筋肉自体の中心方向に向かって能動的に力を発揮すること」です。基本的に、筋肉は〝収縮〟しかしません。筋肉が縮む時は「短縮性収縮」が起こり、筋肉がゆるむ時は「伸張性収縮」が起こります。どちらも〝収縮〟という表現になりますが、筋肉は伸ばされながらも力を発揮しています。

筋収縮がどのように起こっているかは、ひじを曲げたり伸ばしたりする時にはたらく上腕の例で説明しましょう。前のページの図をご覧ください。
ひじを曲げる時にはたらく筋肉を「屈筋」といい、これは上腕二頭筋にあたります。上腕二頭筋が縮んで、上腕三頭筋がゆるんでいる状態です。
ひじを伸ばす時にはたらく筋肉を「伸筋」といい、こちらは上腕三頭筋です。上腕二頭筋がゆるんで、上腕三頭筋が縮んでいる状態です。

大まかに説明すると、このように「縮む」動きと「ゆるむ」動きが同時に行われています。

上の図をご覧ください。全身の筋肉は「屈筋群」と「伸筋群」に分けられます。例えば、胸筋や腹筋は屈筋で、背筋は伸筋にあたります。

また、ひじを曲げる（筋肉を縮める）時の上腕二頭筋は、「主動作筋」と呼ばれます。

■ 筋肉の動き（屈筋群・伸筋群）

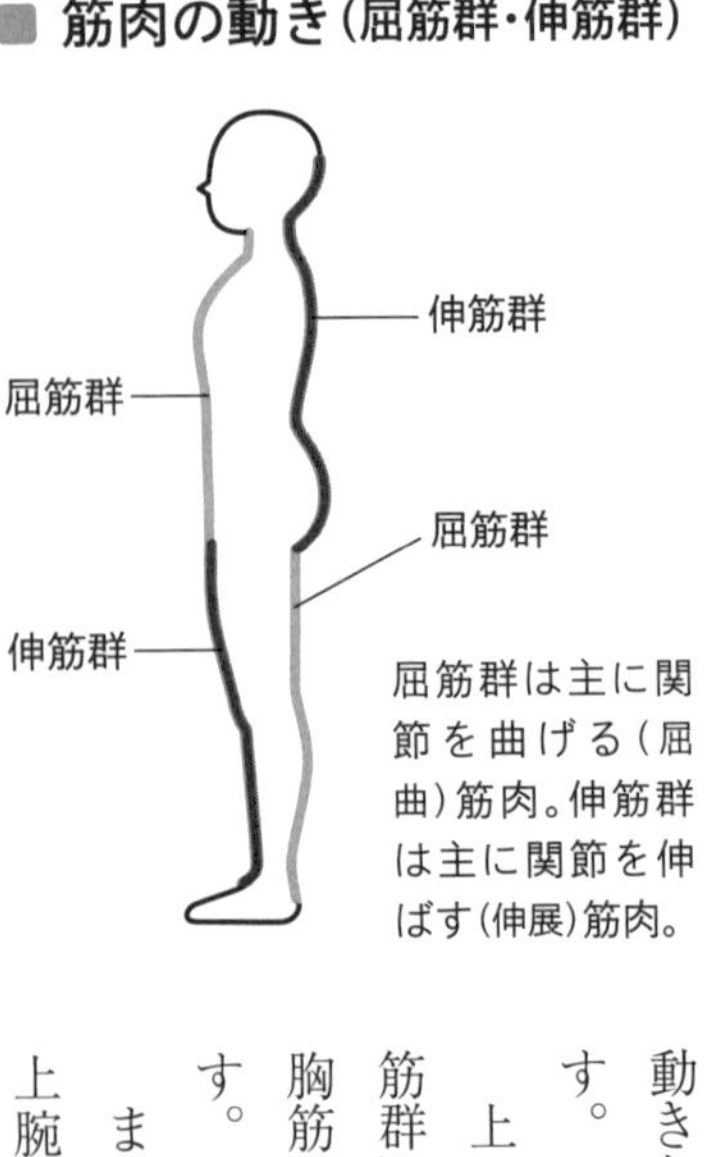

屈筋群は主に関節を曲げる（屈曲）筋肉。伸筋群は主に関節を伸ばす（伸展）筋肉。

反対にひじを伸ばす（筋肉をゆるめる）時、上腕二頭筋は「拮抗筋」に変わります。上腕二頭筋が主動作筋の時は上腕三頭筋が拮抗筋になり、上腕二頭筋が拮抗筋の時は上腕三頭筋が主動作筋になるのです。上腕二頭筋と上腕三頭筋、腹筋と背筋のように、主動作筋と拮抗筋の位置はほぼ対になっています。

からだを動かす筋肉とからだのぶれを止める筋肉のはたらき

筋肉はからだを動かすと同時に、からだのぶれを止めるはたらきをしています。

わかりやすい例として、クロールで泳ぐ時の筋肉のはたらきで説明しましょう。

水をかく動き（ストローク）では主に、僧帽筋・三角筋・上腕三頭筋・広背筋が使われ、バタ足をする動き（キック）では主に、大殿筋・腸腰筋・内転筋・ハムストリングス（大腿屈筋群）が使われています。

ただし、水をかいたりバタ足をしたりする筋肉を収縮させるだけでは前に進むことができません。体幹が動いてしまうと前に進むことはできないので、からだのぶれを止める筋肉のはたらきが不可欠なのです。

ここで重要なのが、からだをのぶれを止める役目を担っている腸腰筋です。この筋肉が力を発揮して腰の動きを「止める」ことでからだに軸ができ、からだのぶれがなくなってスムーズに前に進むことができるようになります。

このように、からだを「動かす」筋肉とからだのぶれを「止める」筋肉が同時にはたらいて、私たちのからだは動いているのです。

もうひとつ、肩まわりの筋肉で説明しましょう。

ひじを伸ばした状態で、からだの真横に腕を上げる時にはたらく筋肉は三角筋（アウターマッスル）で、真横で止める時にはたらく筋肉が棘上筋（インナーマッスル）です。腕の動きは三角筋で止めるのではなく、棘上筋で止めているのです。

多くの場合、動きを止める筋肉のほうが弱くなっています。そのため、腸腰筋が弱くなっている腰痛の人はお腹が使えずに、腰や背中の筋肉を使いすぎてしまうのです。

筋肉は3か月で生まれ変わる

からだを支える役割を担う骨や筋肉は、半分ほどが生まれ変わるのに、骨は約7年、筋肉は約48日かかるといわれています。

筋肉が半分生まれ変わるのに1か月半かかるのであれば、すべて生まれ変わるのには3

か月かかります。筋肉が「生まれ変わる」メカニズムは正確には明らかにされておらず、さまざまな説がありますが、実際、筋トレなどで筋肉を鍛えて効果が感じられるのは3か月くらい経ってからです。

一方で、筋肉は使わないと衰えるスピードが速く、例えば寝たきりの生活になってしまった場合、1日で3~5%もの筋肉が萎縮し筋力が低下していきます。

筋肉は、骨や関節と比べて生まれ変わる力が高い分、衰えるのも速いため、日常生活の中で意識して筋力を保つことが大切なのです。

お腹を使えているかどうかは姿勢ではわからない!!

ヨガのポーズができても、お腹は使えていないかも!?

ヨガの生徒さんのなかにも腰痛患者さんはいます。ヨガをすることでからだのゆがみがとれたり、体幹が鍛えられたりするはずなのになぜでしょう?

その理由は、正しくお腹を使えていないからです。

先ほどから見た目の「形」は意味をなさないと説明してきましたが、ヨガの場合はきれいなポーズができているかどうかが気になって、どこの筋肉を使っているかには無頓着な人も少なくないようです。

例えば、上半身を横に倒したりひねったりするポーズをした時、からだがふらつかないように背中でがんばると腰が痛くなります。お腹でがんばることができていたら正解で、この時、「腹圧」が高まっています。腹圧を高めることで、お腹が凹んだり体幹が整ったりしてきれいになるのです。腹圧についてはこの後、詳しく説明します。

背中を使っているかお腹を使っているかは見た目では判断ができませんが、多く使っているところが筋肉痛になったり疲れたりします。

正しい筋肉の使い方ができていれば、本来正しいポーズができるはず。それを「形」からつくろうとすると、からだのどこかに不具合が生じることがあるのです。

また、ヨガの生徒さんのなかには腹圧を高めることよりも、きれいなポーズを見せることのほうに意識が向いてしまっている人もいて、思いのほか腰を痛めてしまうことがあるのだと思います。

お腹の筋肉は4種類ある！

「腹筋」はお腹の筋肉の総称で、実は4つの筋肉があります。

そのうち、腹直筋・外腹斜筋・内腹斜筋の3つの筋肉は腰椎の動き（屈曲・伸展・側屈・回旋）にかかわり、腹横筋だけは動きにはかかわらず呼吸（呼気）にはたらきます。外腹斜筋と内腹斜筋にも呼吸をサポートする役割があります。

これらの腹筋はすべて肋骨から骨盤にかけて付着しており、骨盤の傾きを保持して体幹部の安定を保ちます。腹筋が機能していると骨盤が安定し、自然と腰が立った姿勢になって、脊柱の生理的弯曲も保たれます。

腹直筋は6パックにあたる部分で、腹直筋と外腹斜筋は手で触れることができます。

腹筋は鍛えるだけでなく、柔軟性を持たせることも重要です。

「腹圧」を高めれば腰痛は予防できる！

ここで、「腹圧」とはどのようなものかを解説しましょう。

腹圧は、正式には「腹腔内圧」といい、横隔膜の下にある空間（腹腔）内にかかる圧力のことです。腹腔には消化器などの内臓が集

腹筋の種類（腹筋群）

浅層筋（アウターマッスル）⟷ 深層筋（インナーマッスル）

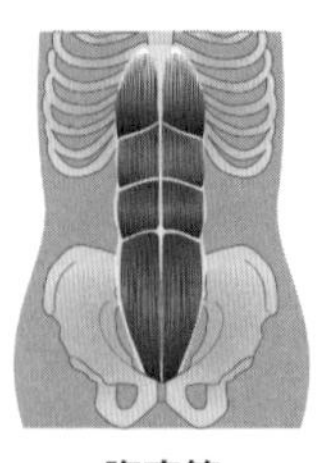

腹直筋

体幹や骨盤を安定させる役割がある。お腹を丸める動作によって鍛えられる。

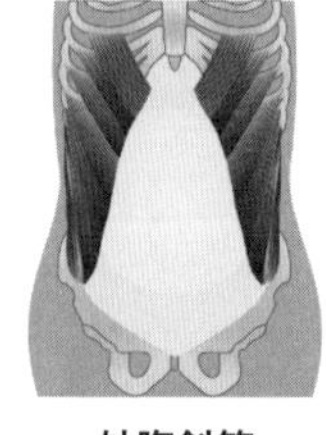

外腹斜筋

肋骨と同じ向きに走る筋肉。からだを前や横に倒す、左右にひねる役割がある。

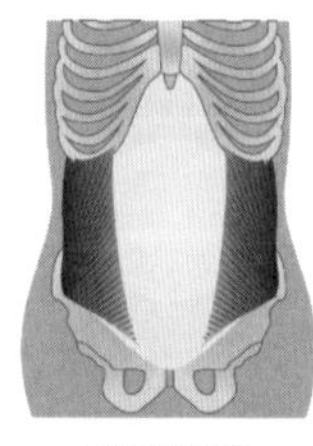

内腹斜筋

外腹斜筋と同じ役割がある。内腹斜筋が機能すると腹横筋も機能し、腰痛予防に。

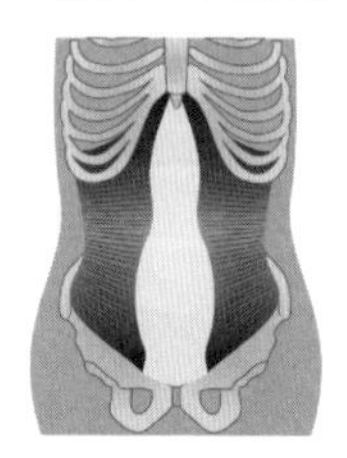

腹横筋

呼吸で使われる筋肉。体幹内部の圧力（腹圧）を高めて、姿勢を安定させる。

まっています。

腹圧には、からだを安定させるはたらきがあり、くしゃみやせきをしたり、排尿や排便をしたりする時にも重要な役割を果たしています。

腹圧にかかわる筋肉は、腹横筋・多裂筋・横隔膜・骨盤底筋群です。腹横筋は「天然のコルセット」とも呼ばれ、お腹まわりを包み込んで腹圧をコントロールしています。そのため、腹圧が高まっている状態を簡単に説明すると、腹筋の圧迫圧がかかっている状態です。これは正しくお腹を使えている時の感覚です。

例えば、トイレでいきんだり、重い荷物を持ってお腹に負荷がかかっていたりする時は、腹圧が高くなっています。腹圧が高まると横隔膜が下がり、ほかの3つの筋肉が収縮して腹腔内がパンパンに張っている状態になり、上半身がお腹の上に乗って安定している感覚が得られます。

腹圧が低い状態は、ラクな姿勢を取っている時です。足を組んだり横になったりしている時はお腹の筋肉を使えていないため、腹圧が低くなっています。また、腹圧が低いとぽっこりお腹になって背骨に負担がかかり、腰痛を引き起こしてしまうのです。

ちなみに、多裂筋は背骨を後ろから支える脊柱起立筋のひとつです。呼吸を担う横隔膜

■ 腹腔内圧（腹圧）

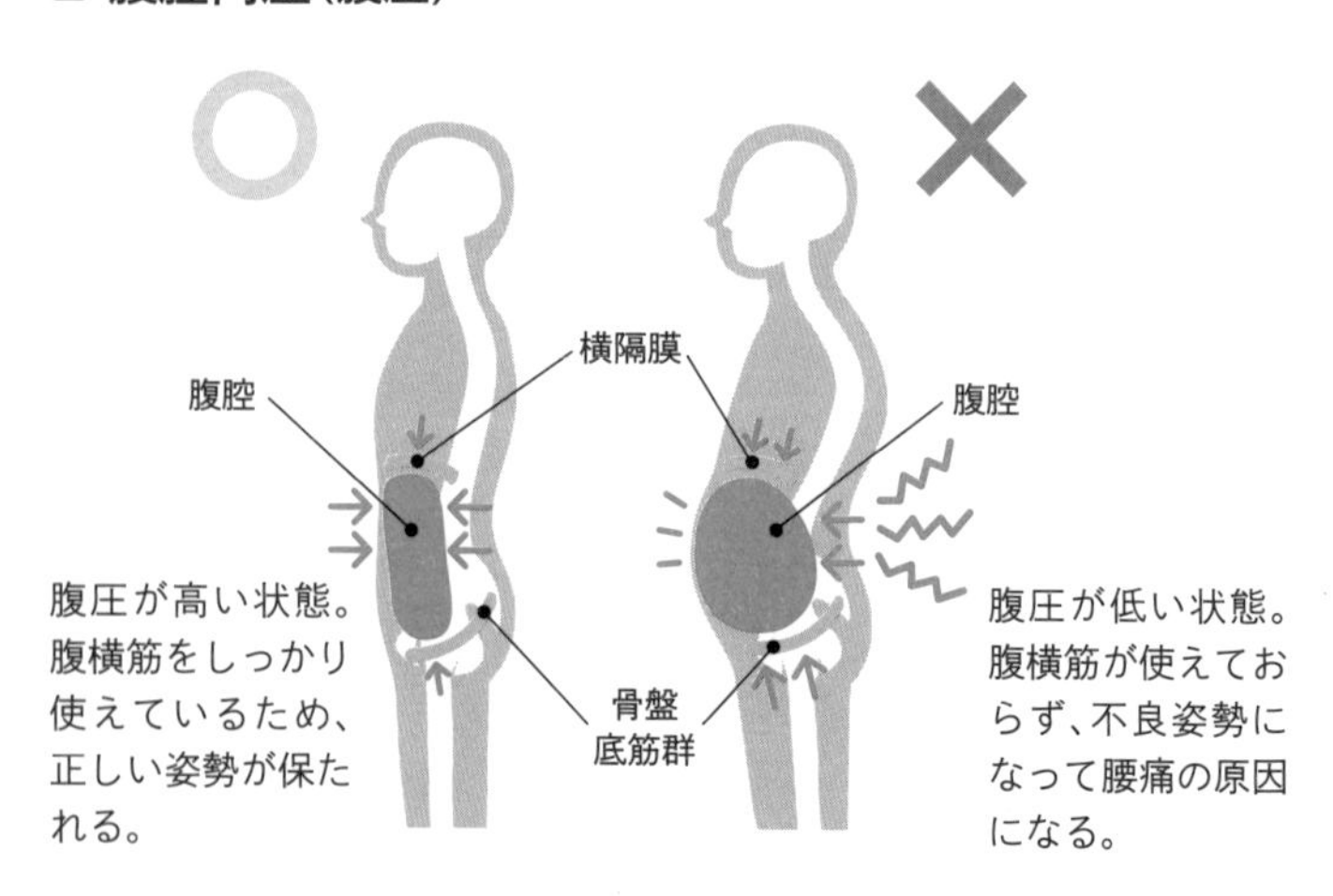

腹圧が高い状態。腹横筋をしっかり使えているため、正しい姿勢が保たれる。

腹圧が低い状態。腹横筋が使えておらず、不良姿勢になって腰痛の原因になる。

はドーム状の筋肉で、骨盤底筋群は内臓を下から支えています。腹横筋を含め4つの筋肉が腹腔の外壁をつくり、それぞれがはたらいて腹圧を調整しているのです。

腰痛予防&対策には、お腹のはたらきが何より重要だということがおわかりいただけたでしょうか？

腹圧を高めることで骨盤が安定し、からだのバランスが取りやすくなります。すると、正しい姿勢を取ることができるようになって腰痛になりにくくなり、ぽっこりお腹を引き締めることもできるのです。

腹式呼吸で「腹圧」を高めよう！

腰痛持ちで猫背や巻き肩の人の多くは、呼吸が浅くなっています。そこで私が腰痛患者さんにおすすめしているのが腹式呼吸です。

腹圧は腹式呼吸によって高めることができます。腹圧を高めるために必要な腹横筋の役割を理解するためにも、腹式呼吸について説明しておきましょう。

横隔膜は、息を吸う（吸気）と下がり、息を吐く（呼気）と上がります。腹圧は息を吸う時、横隔膜が下がる時に高まります。

正しく腹式呼吸をすると、通常、息を吸った時におなかが前にふくらみます。ところが、このふくらみが大きすぎると腹圧は高まりません。というのも、4つある腹腔の外壁がひとつでも弱くなっていると、圧力が逃げてしまうから。前壁にあたる腹横筋が弱まっていると、おなかのふくらみが大きくなってしまうのです。

腹式呼吸で腹圧を高めるコツは、まず息を吐ききること。また、息を吸う時にお腹に手をあてて、前にふくらみすぎていないかを確認することです。お腹がふくらみすぎている場合は、腹横筋を鍛えましょう。

腹式呼吸

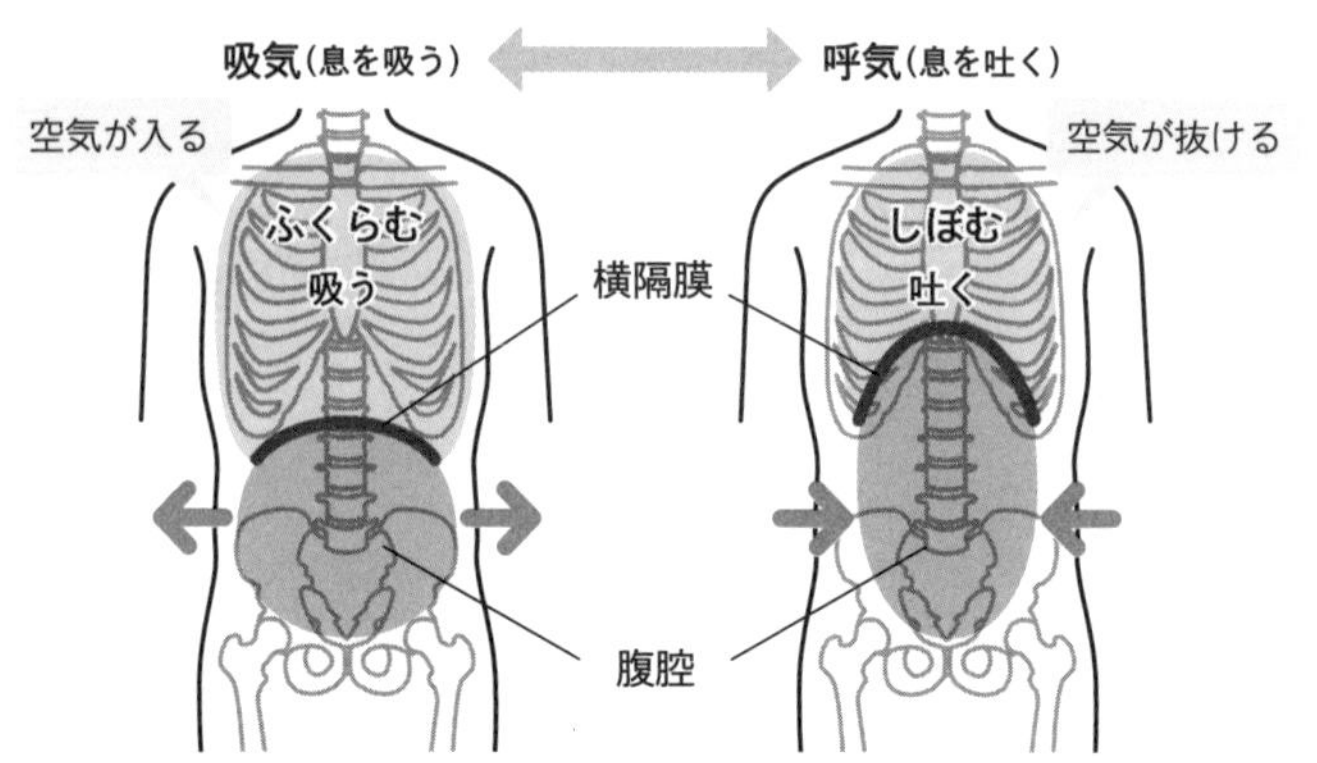

横隔膜が下がり（収縮）、腹腔が下に押されてお腹がふくらむ。

横隔膜が上がり（弛緩）、腹腔が元に戻ってお腹がへこむ。

腹圧が低くなっている時は横隔膜の動きが小さくなっていることがあり、呼吸が浅くなっています。

呼吸が浅いと脳の酸素が不足し、集中力が低下してしまうため、腹圧を高めることがより重要だといえるでしょう。

ちなみに、深呼吸をすることでもセロトニンが増えるという研究結果もあります。

セロトニンが分泌されると抗重力筋のはたらきが良くなるため、腹式呼吸で深呼吸をすれば一石二鳥かもしれません。

「腸腰筋」を鍛えてやわらかく保つことがポイント!!

人間と猿の違いは「腸腰筋」にあり！

「腸」と「腰」の漢字があらわす通り、「腸腰筋」はお腹と腰に深くかかわっています。大腰筋・小腰筋・腸骨筋で構成されており、「深腹筋」とも呼ばれるインナーマッスルの一種です。腸腰筋は左右対称で、背骨の腰のあたりから始まって骨盤の中を通って大腿骨の根元についており、上半身と下半身をつなぐ唯一の筋肉です。

腸腰筋は、お腹の〝ストッパー〟で、骨盤や背骨を支えています。

脚を持ち上げる筋肉でもあり、速く走るための筋肉としても注目されています。また、抗重力筋でもあるため、人間の二足歩行を可能にしているのは腸腰筋だといえます。

しかし、腰に負担のかかる二足歩行ができるようになったがために、腰痛という現代病

腸腰筋

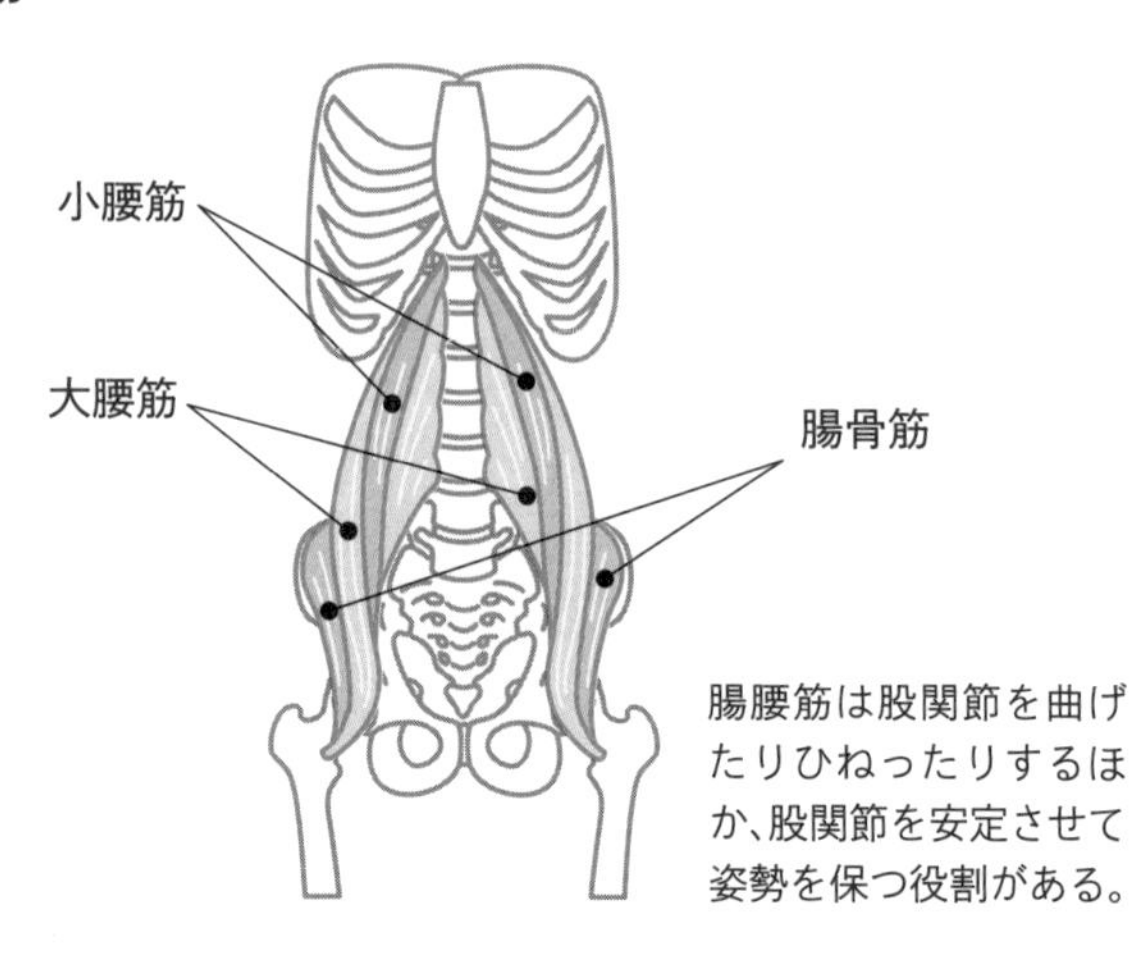

腸腰筋は股関節を曲げたりひねったりするほか、股関節を安定させて姿勢を保つ役割がある。

を抱えるようになってしまったのです。

腸腰筋のはたらきは、人間と猿では異なります。骨格筋を構築している筋細胞をヒトとサルの「大腰筋」をモデルにして比較したところ、ヒトの大腰筋は持久力を発揮するタイプ、サルの大腰筋は瞬発力を発揮するタイプであることが示されました。

腸腰筋は、背骨のS字カーブを維持して適切な立ち姿勢を保つためにはたらくので、持久力が高いのでしょう。

腹筋は「鍛える」だけでは不十分!

「腹筋を鍛えれば腰痛が治る」のかというと、それでは不十分です。

なぜなら腹筋運動で鍛えられるのは、通常、アウターマッスルの腹直筋だからです。腹直筋を鍛えたところで、腰痛は改善されません。骨盤や背骨を支えるために腹圧を高めるのであれば、インナーマッスルの腹横筋にアプローチする必要があります。

また、筋肉は鍛えすぎると柔軟性が失われ、筋肉が本来の力を発揮しづらくなります。となれば、腹筋を鍛えるよりも、お腹をやわらかくすることから始めましょう。

お腹が弱くなると腰痛になるというメカニズムは、すでに説明しました。

ここから意識していただきたいのは、「腸腰筋をやわらかく保つ」ということです。腸腰筋がやわらかく保たれ、お腹をきちんと使うことができるようになれば、腰への負担を減らすことができて腰痛を改善できます。

お腹がやわらかくなると、正しい姿勢を取ることができるようになります。正しい姿勢になると、背骨への負荷を減らすことができます。そして、背骨への負担が少なくなると、腰痛は自然と消えてしまうのです。腰痛知らず&腰痛離れも夢ではありません。

では早速、腸腰筋の柔軟性を確かめてみましょう。

セルフチェック　**腸腰筋の柔軟性**

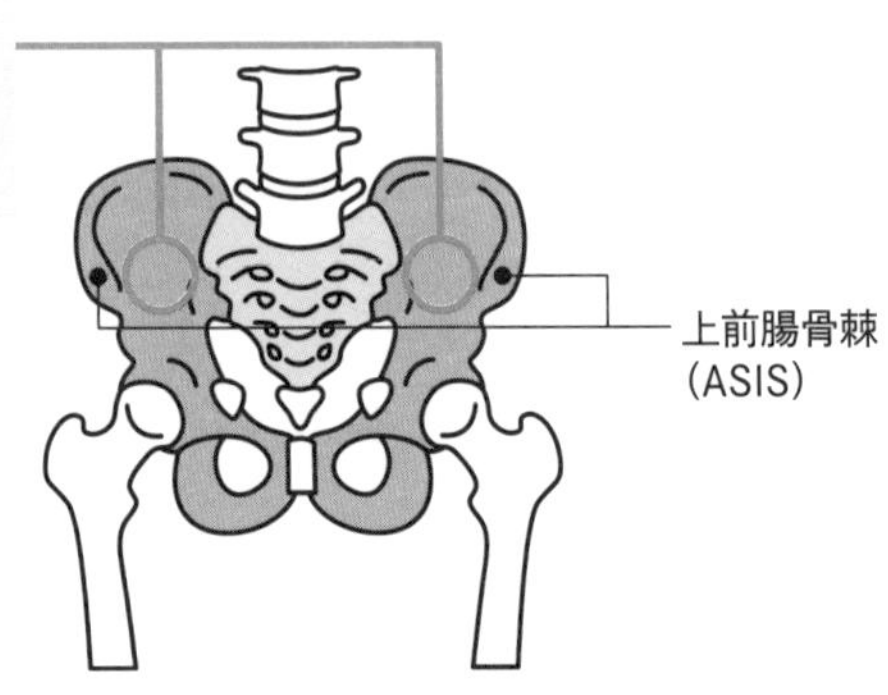

指を押し込んだあたりに腸腰筋があり、そこを刺激すると腸腰筋がやわらかくなる。

①はじめに、直立姿勢で前屈をして、手が床につくかどうかを確認する
②骨盤の出っぱり（上前腸骨棘）を手でさわる
③骨盤の出っぱりから指３本分（人指し指・中指・薬指）内側あたりに指先を置いて、グッとお腹に押し込む
④そのまま鼻から息を吸って吐く（３回）
⑤再び、直立姿勢で前屈をして、手が床につくかどうかを確認する

指を押し込んだあたりに腸腰筋があり、そこを少し刺激しただけで筋肉がやわらかくなります。床に手がつかなかった人は、腸腰筋の柔軟性が失われています。

セルフチェック **腸腰筋を使う感覚をつかむ**

足踏みをすると
腸腰筋に力が
入る

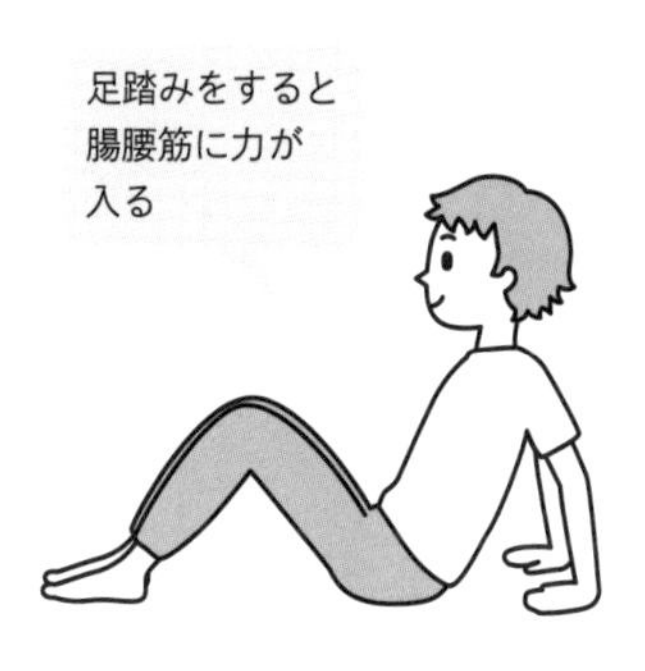

体育座り（三角座り）で後ろに手をつき足踏みをする。

ひざを胸に
近づけると
腸腰筋に力が
入る

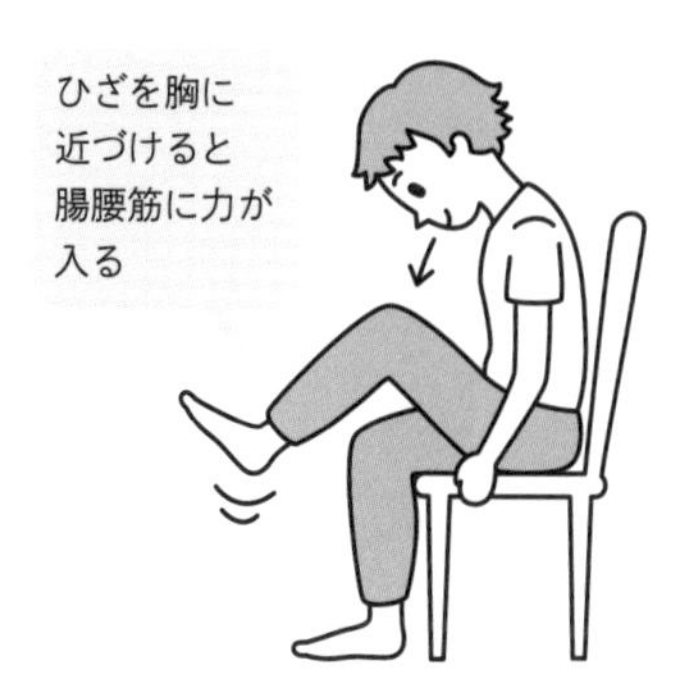

片足ずつひざを胸に近づけて前かがみの姿勢になる。

腸腰筋を使う感覚をからだで覚える！

続いて、腸腰筋を使う感覚を体感してみましょう。

まずは体育座り（三角座り）をして、後ろに手をつきます。この体勢で足踏みをすると、お腹に力が入る感覚がわかると思います。

また、イスに座って片足ずつひざを胸に近づけて少し前かがみになると、お腹がきつく感じられると思います。ここが腸腰筋です。

この2つの動きは、日常生活の中で行いやすい運動です。お腹を使う感覚をつかんで、正しいからだの使い方を身につけましょう。

第4章

1回で改善する！施術院選びのポイント

すぐ揉む施術院では腰痛は治らない!?

施術院は「いつまでも通い続ける」ところではない!

「腰の痛みは〝一瞬〟で消える」。そんな目から鱗が落ちるような事実をご存じですか?

多くの人が「施術院に通い続けるのはあたりまえ」だと思っていて、「腰痛はそう簡単には治らない」と思い込んでいます。しかし、まったくそんなことはありません。実は、腰の痛みは〝一瞬〟で取れてしまうもので、施術院通いは〝卒業〟できるのです。

良い施術院は、腰痛を〝一瞬〟で取ることができます。

なぜなら、診断力※のある施術者が痛みの根本原因を突き止めて、適切な施術を行うからです。

一様に「腰が痛い」といっても、筋肉・関節・神経・骨のトラブルなど、腰痛の原因はさまざまです。原因を見誤ると腰の痛みをなくすことはできません。例えば、筋肉のトラ

■手技のトラブル

手技の内容別事故件数。トップの整体は治療期間1か月以上が約2割

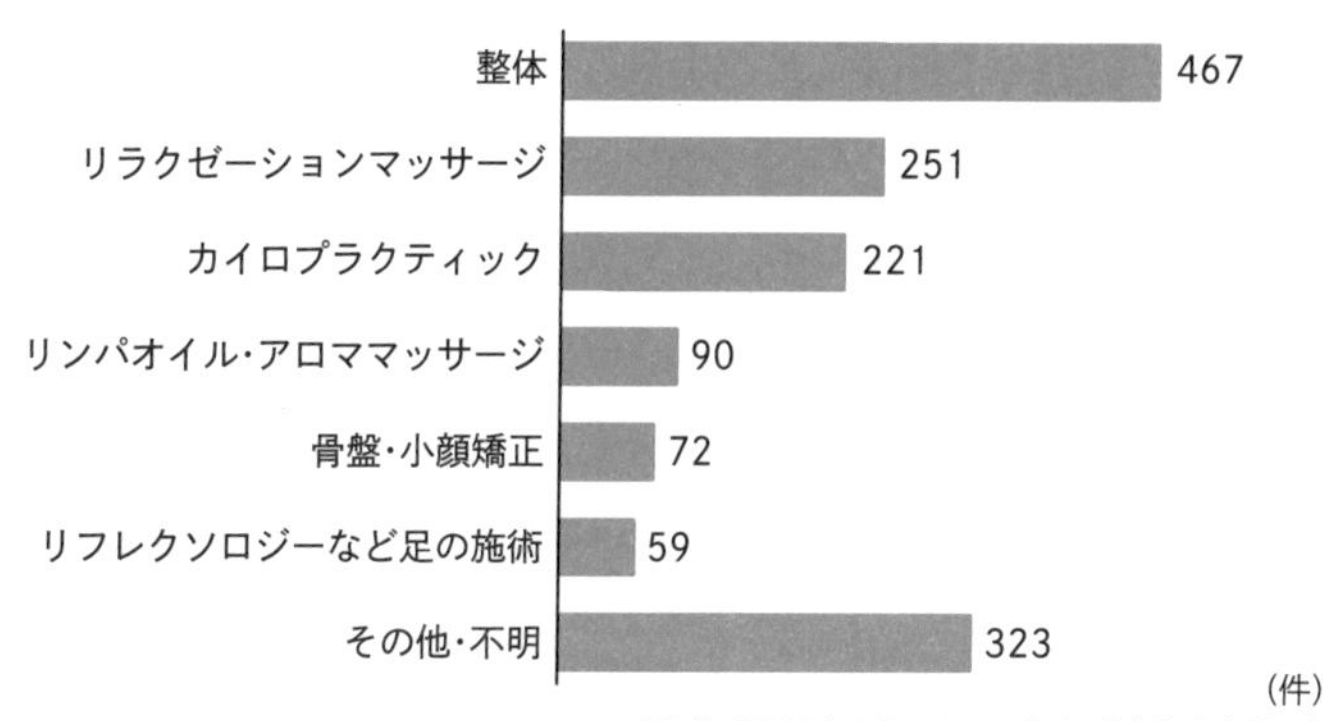

(出典：2009年9月〜2017年末／消費者庁調べ)

ブルであれば腰を揉むことはありますが、腰椎の圧迫骨折を発症しているのに腰を揉んだところで、痛みが消えるどころか症状を悪化させかねないのです。

長年、腰痛に苦しんでいた方が私の鍼灸整骨院に来て、「30年間、どこに行っても治らなかったのに、たった1回で良くなった！」ととても驚かれ、涙を流して喜ばれました。この方の場合、別の施術院で筋肉のトラブルだと診断されて、腰を揉まれ続けていたようです。ところが、私が診たところ神経のトラブルであることがわかり、骨と骨の間を広げる矯正を行ったことで腰の痛みがなくなりました。

上のグラフをご覧ください。マッサージ

（手技）による治療トラブルの多さは、「整体」がダントツです。次いで、「リラグゼーションマッサージ」「カイロプラクティック」が挙がっています。

なぜトラブルが起きるのか？　その原因は、施術者の「診断力」と「質」が大きく関係しているといわざるを得ません。

たとえば「60分2，980円」といったような低価格リラクゼーションサロンが台頭し、チェーン店経営企業による新規出店が相次ぎ、マッサージ院・鍼灸院・整骨院・整体院などを含むマッサージ・リラクゼーション業界全体の市場は拡大傾向で推移してきました。

国家資格がないのにマッサージをするのは、本来は違法行為にあたりますが、施術者が法的資格制度のない整体やカイロプラクティックの業界は、今や玉石混交です。

国家資格を持っているかどうかなんて気にしていない人が大半かと思います。ところが、施術院選びを誤ると、思わぬ健康被害に遭ってしまうかもしれません。

国家資格を持っているからといって、すべての施術者の「腕がいい」とはかぎりません。となると、これだけ数ある中から「良い施術院」を探すのは至難の業でしょう。

そこで本章では、施術院に関する正しい知識を身につけていただき、良い施術院を選べるようにポイントをお伝えします。

1回の施術で「良くならない」というのはありえない！

行きつけの施術院で、「腰痛はだんだん良くなっていますよ」と言われることがありませんか？　この施術者はあなたをだますつもりではないかもしれませんが、私に言わせると、腰痛は「だんだん良くなる」ことはありません。

先ほどもお伝えしたように、きちんとした施術をすれば、腰痛は〝一瞬〟で消えます。極端な言い方をすると、痛みは「消える」か「残る」かのどちらかなのです。

私がこれまで実際に施術を受けた経験や患者さんから聞いた話をもとに、「治らない施術院」の特徴をズバリ、言いあてましょう。

例えば、「腰痛がひどいんです」と相談した際に、施術者が診断もせずに「とりあえず腰をマッサージしてみましょう」と言ってきたら、そこは治らない施術院の可能性が高いといえます。なぜなら、腰痛の原因はさまざまであり、筋肉のトラブルではないことも多いからです。

それにもかかわらず、「腰が痛い」＝「原因は筋肉にある」と決めつけ、いきなり腰を揉み始めるのは問題アリ！　と言わざるを得ません。

先の消費者庁の調べでは、治療トラブルに遭った人のうち5人に1人が「神経・脊髄の損傷」を負ったことがわかっています。むやみやたらに腰をマッサージすることで、歩けなくなってしまうことだってあるかもしれないのです。

治らない施術院を見極めることができるか否かは、今後の人生に大きくかかわってきます。次に挙げるポイントを参考にして、まず何より「絶対行ってはいけない施術院」を選別できるようにしましょう。

いっこうに治らない悪い施術院の見極め方

見極めポイント1　「とりあえず揉んでみましょうか」はNGワード！
見極めポイント2　「だんだん良くなりますから」というのはごまかしでしかない！
見極めポイント3　頻繁に通っているのにいつまで経っても治らないのはアウト！
見極めポイント4　最終的には手術をすすめられる！（その結果、動けなくなることも!?）

※「診断」は医師にしかできないため、正式には「評価」となりますが、便宜上「診断」と表記しています。

しっかり問診・診断できる施術院が正解！

施術の腕だけでなく、コミュニケーション能力がモノを言う！

それでは、「良い施術院」にはどんな特徴があるのでしょうか？

良い施術院ではまず、初診で必ず患者さんにヒアリングをするでしょう。例えば、からだの痛みの特徴や痛み始めた時期などをくわしく聞かれると思います。この最初の問診で、施術者は腰痛の「本当の原因」を見極めるのです。

腰痛になった過程は、人によってさまざまです。「重い物を持って一時的に腰を痛めた」「姿勢が悪いせいで慢性的に腰が痛い」「かつて腰を痛めたことがあって再発した」など、腰痛になった〝ストーリー〟が異なれば、腰痛の種類も痛みを取るための施術も、患者さんによって変わってきます。

はじめに、「腰痛の原因がどこにあるのか？」「どうすれば腰痛を治すことができるのか？」を明確にして、マッサージが最適な施術であればマッサージを行います。原因を正しく突き止めることができれば、どう施術をすればいいかは一目瞭然なので、たった1回で良くなるのです。

ただし、これまでと同じようなからだの使い方をしていると、腰の痛みは再発します。腰痛になった原因が思いあたらない場合、筋力の低下が起こっていたり、日常生活のなかでの動きが良くなかったりして腰の痛みが生じているからです。そのため、施術で痛みがなくなっても、同じ生活を送っていると、からだは元の状態に戻ってしまいます。良い状態をキープするためには、第2章で解説したようにからだの使い方を意識して、日常生活を改善しましょう。

痛みを取ることができる施術者は、腰痛のメカニズムをきちんと説明できるはずです。自分がなぜ腰痛になったのか、どうしたら治せるのかを聞いてみるといいでしょう。良い施術院であれば、日常生活で気をつけるべきことや、セルフケアのやり方も教えてくれると思います。

患者さんの状況や希望にきちんと耳を傾け、日常生活を正してくれるようであれば、腕利きの施術者であることは間違いないでしょう。

良い施術院の条件は、施術者の技術力だけでなく、患者さんの日常生活にもアプローチしてくれるかどうかが何よりのポイントなのです。

「腰痛知らずの人生」を想像できる施術院を選ぶ

腰痛施術の成否は初見の「診断能力」がすべてです。

良い施術院の施術者は、患者さんの姿勢や関節の可動域を見ただけで腰痛の大方の原因がわかります。さらに、患者さんに丁寧にヒアリングをして「本当の原因」を探りあてます。これが「正しい診断」です。

正しい診断を行うのはあたりまえのことのように思えるかもしれませんが、それができていない施術院は少なくありません。

施術者の診断能力が欠如しているせいで、患者さんはいつまでも施術院通いを続けることになるのです。初見で診断を見誤る施術者は、例えるなら、目的地（施術のゴール）とはあらぬ方向に船を進めてしまうようなもの。きちんとヒアリングもできない施術者はもっと悪いことに、目的地を定めずにいきなり船を漕ぎ始めてしまうのです。

そのため、患者さんは何度通っても腰痛がいっこうに良くならず、ひどい場合は1年以上通っても、まったく改善しないことさえあります。

もうひとつの問題は、患者さん自身が「腰痛は簡単には治らない」と思い込んでいることと。そのため、通い続けても腰痛が良くならないのにおかしいと思わないのです。

治らない施術院に通い慣れてしまった人は「腰痛は何度もぶり返すもの」であると思い込んでおり、しかも痛みの原因がどこにあるのかわからないまま、同じ施術院で腰を揉み続けてもらっていることが実に多いのです。

私はこの現状を、心底憂いています。日本全国に良い施術院を増やして、腰痛難民をなくしたい。それが本望ですが、せめて治らない施術院には行かないようにしていただくために、「正しい施術院選び」のポイントをお伝えしてきました。

ドクターショッピングならぬ〝施術院ショッピング〟や、はしご受診をくり返す腰痛難民を生み出さないように、腰痛初心者や腰痛予備軍の方も施術院の現状を知って、腰痛予防&対策に役立てていただきたいと思います。

きちんと治る良い施術院の見極め方

見極めポイント1　1回の施術で痛みが消えるか？
見極めポイント2　腰痛になった過程（ストーリー）をヒアリングしてくれるか？
見極めポイント3　腰痛のメカニズムをわかりやすく説明してくれるか？
見極めポイント4　日常生活の改善プランやセルフケアのやり方を教えてくれるか？

良い状態を維持するためには、施術院への通院も必要

「腰痛を治す」ためには痛みが再発しないように生活習慣を見直すことが大切で、ふだんからからだを良い状態にキープすることが必要になります。良い治療院を見つけられたなら、歩き方や座り方など、日常生活で気をつけるべきポイントをアドバイスしてもらうといいでしょう。

私は、前回来院した時と今回来院した時の患者さんの状態がどの程度、元に戻ってしまっているかを重視して診ます。元に戻っている場合は日常生活に問題があるため、患者

さんにからだの使い方を練習してもらいます。

例えば、長年、腰の痛みをぶり返していた患者さんに座り方を指導させていただいたところ、お腹をきちんと使えるようになって、痛みが再発しなくなったこともあります。日常生活においてからだの使い方を変えるだけで、腰痛が治ることは十分にあるのです。

歯科医院に例えるなら、歯磨きを週2回しかしていない患者さんに、正しい歯磨きの習慣を身につけてもらうことです。

通院で治療を続けていただくと同時に患者さんの生活習慣を改善し、痛みが再発しないようにする。これをできるのが良い施術院なのです。

腰痛初心者＆腰痛予備軍のための施術院Q＆A

施術院がたくさんあるのはなぜ？

施術院を利用したことがない人は、整骨院と整体院がどう違うのか、健康保険は適用されるのかなど、わからないことが多いもの。

そこで、腰痛初心者や腰痛予備軍の人が自分に合った施術院を選ぶことができるように、いくつかの質問にお答えしましょう。

マッサージ院・鍼灸院・整骨院・接骨院・整体院など、施術院は日本全国に約14万か所あります。その数は、全国のコンビニの店舗数の約2・5倍に上るほどです。なぜこんなにも多いのかというと、実はわりと簡単に開業することができるから。例えば、マンションの一室でも開業できて、在庫（棚卸資産）を抱える必要もありません。

また、施術院の種類によっては、国家資格を持つ施術者がいなくても営業できるからです。1990年代後半になるとマッサージ・チェーン店が台頭し、2009年には業界で価格破壊が起こり、今や無資格マッサージ店は乱立しています。また、駅前やビジネス街には簡易的な設備で開業できるクイックマッサージ店が増え、都市部ではさらに競争が激化しています。

腰が痛くなったらどこに行けばいい?

腰に痛みを感じるようになったり、腰痛が慢性的に続いたりしていたら、まずは整形外科で検査をしてもらうことをおすすめします。医師に的確に診断してもらってから、症状などに合わせて施術院を選ぶといいでしょう。検査結果に特に異常が見られなかったり、医療機関で治療やリハビリを続けていても腰痛が改善しなかったりした場合は、整骨院に行ってみるのもいいでしょう。

痛みの原因がわからないまま「そこらへんでマッサージをしてもらえばいいか」と適当な施術院を選んでしまうと、腰がラクになるどころか思わぬ健康被害に遭ってしまうかもしれないのでご注意を!

施術院の種類と施術の違いは？

まず、「治療」とは医師免許を持った者が行う医療行為です。「あん摩マッサージ指圧」「はり」「きゅう」「柔道整復」は、国家資格制度のある医業類似行為です。

施術院の種類はさまざまあり、施術の内容もそれぞれ異なります。ここでは代表的なものを簡単に解説しましょう。

医療機関

整形外科……医師が診察し、薬や湿布を用いて関節や筋肉に対して治療（主に、エックス線による画像診断・診断書の発行・薬の処方など）を行う。ちなみに整形外科は、運動器官を構成する組織（骨格・関節・筋肉・神経など）の疾病・外傷を扱う診療科です。

国家資格を必要とする施術院

マッサージ院……あん摩マッサージ指圧師が手技による施術を行う。「あん摩」は、なでる・さする・もむ（東洋医学の経絡理論を根拠とする療法）。「マッサージ」は、基本的に四肢の先端から心臓に向かって刺激を加える（西洋医学の解剖学を根拠とする療法）。「指圧」は、手のひらや親指などでツボを刺激する（日本独自に発達した手技療法）。

鍼灸院……鍼灸師（はり師・きゅう師）が鍼や灸で患部に刺激を加える施術を行う。「鍼（はり）」は疾患や症状に適した経穴（ツボ）に細い鍼を刺入するもので、「灸」は艾（もぐさ）を用いて経穴に熱刺激を加えるもの。ちなみに鍼は、痛みが慢性化している患部に新たな刺激を与える（傷をつくる）ことで、修復のスピードを速めます。皮膚に穴が開いたり流血したりすることはないのでご安心ください。

整骨院……柔道整復師が関節や筋肉に対して手技による施術（主に、整復・固定・後療法）を行う。

接骨院……呼称が異なるだけで、整骨院と同じ（法令上で使用が許可されている名称は「接骨院」もしくは「ほねつぎ」「柔道整復院」）です。

国家資格を必要としない施術院

整体院……民間資格を持つ（または無資格の）者が手技を行う（東洋医学を根拠とする施術）。〝癒し〟を目的とした「マッサージ」や「リラクゼーション」「骨盤矯正」などの看板を掲げるところがあります。

カイロプラクティック院……民間資格を持つ（または無資格の）者が、からだの自己治癒能力を重視した手技を行う（西洋医学を根拠とする施術）。

腰痛はどのくらいで治るもの？

私の鍼灸整骨院の場合、まずは初診で腰の痛みをゼロにしますが、腰痛そのものは施術だけで治せるものではありません。患者さんの症状や施術計画にもよりますが、施術した1週間後に状態を診て、その後は3～4か月の間、週2回ほど通院していただきながら、患者さんの日常生活におけるからだの使い方を改善していきます。生活習慣は3〜4か月で変えられるのです。

あくまで〝生活習慣〟の改善が根本治療の基本です。例えば、腰痛があるからだの状態をマイナス10として、施術でマイナス5に落としたとしても、多くの患者さんは、またマイナス10の状態で戻ってこられるので、せめて7の状態で来ていただくのが理想です。日常生活の中でからだの使い方を意識して、良い状態をキープしましょう。

電気療法や磁気療法は腰痛に効く？

電流を使った代表的な療法は、TENS（経皮的電気刺激療法）やEMS（神経筋電気刺激療法）、マイクロカレント療法（微弱電流療法）などがあります。

一般的な低周波治療であるTENSは、知覚神経に低周波電流を流し、痛みの伝達をブロックして痛みを和らげたり筋肉の緊張をほぐして痛みやコリを軽減したりします。

EMSは筋肉や運動神経への電気刺激によって筋収縮を起こすもので、筋力を増強したり筋萎縮を予防したりします。

スポーツやエステ業界で広く使われているマイクロカレント療法は、筋肉に電気刺激を与え、ケガや痛みの治療に効果を発揮するものです。

いずれも状態に応じて利用されている一般的なもので、電気刺激によって腰の痛みやコリを緩和してくれるでしょう。

また、腰痛に対して磁気による治療効果を検討した研究（「日本ペインクリニック学会誌」1998年5巻1号）によると、「磁気治療器は虚血性腰痛に対して血流を改善することにより明らかに腰痛改善に有効であることが確認された」ようです。

いろんな施術を試すのはあり？

先ほどもお伝えしたとおり、治らない施術院に通い続けるのはおすすめできません。だからといって〝施術院ショッピング〟をくり返すことがないようにしていただきたいものです。

私の鍼灸整骨院の場合、例えばマッサージが合わなければ鍼灸に変更するなど、施術計画を提案して患者さんに選んでいただいています。もし信頼できる施術院にめぐり合えたなら、施術院を変えていろいろと試すよりも自分が納得できる施術をいくつか提案してもらうのもいいかもしれません。

健康保険の適用と不適用の違いは？

健康保険が適用されるのは、一定の要件を満たす場合にかぎられています。

柔道整復師の施術を受ける場合は、打撲・ねんざ・挫傷（肉ばなれなど）などの負傷原因がはっきりしているもの。骨折や脱臼は緊急の場合を除き、施術には、あらかじめ医師の同意を得る必要があります（初回の応急手当だけは同意がなくても保険適用）。

鍼灸師の施術を受ける場合は、神経痛・リウマチ・腰痛症・五十肩・頸椎捻挫後遺症、頸腕症候群などの慢性的な疼痛を主症とする疾患のもので、施術には医師の同意書または診断書が必要です。ただし同一の傷病により、医療機関の診療や柔道整復師の施術を受けた場合は保険適用外となります。

あん摩マッサージ指圧師の施術を受ける場合は、関節拘縮や筋まひなどです。施術には医師の同意書または診断書が必要で、「症状」に対する治療となります。

健康保険は基本的に、「外傷性が明らかで慢性に至っていない負傷」以外は使うことができません。治療・施術してもらう際は、負傷した部位や日時、原因を正確に伝えるようにしましょう。

整体院やカイロプラクティック院、リラクゼーションサロンなどでは、各種健康保険が適用範囲外となります。

予約が取れない施術院、流行っている施術院の腕は確か？

予約が取れない理由がわからないのでないとなんともいえませんが、流行っているところは良い施術院である可能性が高いでしょう。流行っているからにはリピーターが多いはずで、集客できているからこそ広告や宣伝にも力を入れることができて、多くの人に知ってもらうことができるのだと思います。

ちなみに、価格と腕前は必ずしも比例しない、ということだけは断言できます。

口コミの評判は信じてもいい？

不特定多数による口コミサイトは正直、アテにはできません。ポジティブなことを書き込む人はまれで、いたとしてもサクラである可能性がなきにしもあらず。むしろネガティブなことこそ書き込む人が多いから。ただし、ネガティブなコメントがただの誹謗中傷ではなく、その患者さんの実体験であることが読み取れれば、参考にするのもいいかもしれません。

口コミのレビュー数が多いところは賛否両論あるとは思いますが、少なくともある種のパワーがある施術院だといえます。

個人経営店とチェーン店だったら、どちらがおすすめ？

ラーメン店で例えてみましょう。最寄り駅から遠い場所で店主が一人で切り盛りしている店と、駅前にある大手チェーン店、どちらのラーメンのほうがおいしそうでしょうか？

私の想像では前者のように思います。店主は独立開業していて、立地が悪くてもお客さんが足を運んでくれると、自分の腕やオリジナリティに自信があると思うからです。

もちろんチェーン店にもおいしい店はたくさんありますが、「どこで食べても同じ味」にしなければならないので、ラーメンの味に関しては店長やスタッフの腕前などはあまり関係しません。

では、施術院の場合はどうでしょう？　例に挙げたラーメン店のように立地が悪い場所で一人、独立開業している施術者の腕は確かかもしれませんが、予約が取りづらい可能性があります。

一方、駅前にあるチェーン店は利便性もあって多くの人の出入りがあり、店は活気づいているでしょう。なかには最新の機器が揃い、店内の手入れも行き届いており、スタッフの教育に力を入れているところもあります。

そう考えると、活気のあるチェーン店を選んでも間違いではないといえるでしょう。施術者の技術力・コミュニケーション力はもちろん大切ですが、その他の理由であっても人気になる店は人気になる理由があるはずです。

個人経営店にしても、チェーン店にしても、人気の理由を探って、自分の要望にマッチしているかどうかで選択するのが重要です。

第5章
根本治療で本当の腰痛改善を目指す

腰痛を軽視すると、人生の歯車が狂い始める!?

腰痛離れができないと、いずれ寝たきりになる!?

寝たきりになる原因は、認知症や脳卒中、骨折や転倒のほか、高齢による筋力低下が挙げられます。また、高齢者の場合、転倒による腰のケガや慢性的な腰の痛みを理由に、ベッドから起き上がらなくなってしまうケースも少なくないそうで、腰痛が原因で寝たきりになることもあります。一度寝たきりになってしまうと、なかにはトイレに行くのも面倒になって何もしなくなる人もいます。

寝たきりを防ぐためには、たとえ腰痛であっても今、自分ができることをすること。動かせる部位は動かして、安静にしないことです。腰を痛めていても10分歩けるなら、無理はせずに10分は歩くこと。腰をかばうために杖をついて20分歩くのではなく、杖なしで10分歩くことが大切なのです。10分歩ける筋力をいかに維持するかが、寝たきりにならない秘訣です。

いずれ寝たきりになってしまわないように、日常生活の中で腰痛予防&対策を続けましょう。

原因不明の腰痛はストレスの限界!?

「ストレスは万病のもと」といわれますが、慢性的な腰痛が続く場合は「心因性の痛み」である可能性があります。うつや不安など長期的にストレスを感じると、腰痛になるといわれています。

ストレスの度合いや受け止め方は人によって異なり、どれほどのストレスを抱えているかは自分では気づきにくいでしょう。腰に異常が見られず原因がわからない腰痛が起こっていたら、ストレスが限界に達しているサインかもしれません。

また、過度なストレスを受け続けることで気分が落ち込みやすくなり、さらに腰の痛みも重なって、うつ病を発症してしまうこともあります。近年では「老人性うつ」が問題になっており、認知症の兆候でうつが現れることもあります。うつと認知症が合併することも多いようです。

腰痛が原因で脳の酸素が不足すると……

腰痛持ちは「低酸素血症」(動脈に流れる血液中の酸素が不足した状態)を起こす可能性があります。

不良姿勢が原因で腰痛が起こっている場合、呼吸が浅くなり、脳に運ばれる酸素の量が減ります。つまり、脳への血流が悪くなるため、脳の機能に支障が出る可能性もあるということです。

また、呼吸が浅くなると脳が痛みに弱くなり、痛みを感じやすくなったり、痛みが治りにくくなったりして、腰の痛みが慢性化してしまうのです。

低酸素血症の症状は、呼吸困難や言語障害、意識障害のほか、一時的に視力低下が起こることもあり、急性の場合は呼吸回数の異常やチアノーゼなどの症状が見られます。

腰痛にならないようにすることがいかに重要か、おわかりいただけたでしょうか?
「腰痛は放っておくとこわいもの」であるということが理解できたなら、すぐにでも腰痛予防&対策を始めるに越したことはないでしょう。

腰痛を引き起こすさまざまな原因

病院で診断される代表的な腰痛

腰痛を放置することは大変危険です。先ほども説明したように、腰痛の周辺には多くの病気が隠れている場合があるからです。

腰痛は「腰が痛い」だけでなく、単に腰の問題ではないことも多く、さまざまな病気の結果が「腰痛」という痛みとなってあらわれています。

例えば、腰痛を放っておいたがために、骨粗しょう症が原因で腰部の椎体（腰椎）が押しつぶされて変形し、圧迫骨折が起きることがあります。また、椎間板ヘルニアや脊柱管狭窄症などは腰の神経障害が原因で起こり、背中側にある神経が炎症を起こしたり圧迫されたりして痛みが発生し、ひどい時には腰の痛みや脚のしびれが強くなります。

腰痛の原因は大きく分けて、腰（脊柱）に由来するケースと、腰以外に由来するケースがあります。

腰（脊柱）に由来するケース

- 主に成長に伴って起こるもの……側弯症、腰椎分離症など
- 主に加齢により生ずるもの……腰椎椎間板ヘルニア、腰部脊柱管狭窄症、変形性脊椎症、変性すべり症など
- 感染や炎症によるもの……脊椎カリエス、化膿性脊椎炎など
- 外傷によるもの……腰椎骨折、脱臼など
- 腫瘍によるもの……脊椎腫瘍、脊髄腫瘍、馬尾腫瘍、転移がんなど

腰以外の部位に由来するケース

- 血管科の病気……解離性大動脈瘤など
- 消化器科の病気……胆嚢炎、十二指腸潰瘍など

・泌尿器科の病気……尿路結石など
・婦人科の病気……子宮筋腫、子宮内膜症など
・腰以外の整形外科の病気……変形性股関節症など
・心因性の病気（精神疾患や精神的なストレス）……身体表現性障害、統合失調症など

さまざまな原因があって腰痛が起こります。なかでも内臓の病気や脊髄の腫瘍、脊椎の感染症などが原因の場合は、早期に発見し治療を行わないと、命を落とすこともあるのです。腰痛を軽く見ないようにしてください。

「腰痛が長引いている」「いつもの腰痛とはなんだか違う」と少しでも気になったら、正確に診断ができる医師に診てもらいましょう。

続いて、日常生活に支障があるほどの痛みやしびれが出たり、「手術をしたのに良くならない、症状が再発した」と悩んでいる人が多い、椎間板ヘルニアと脊柱管狭窄症について説明しましょう。

実は多くの人が「椎間板ヘルニア」だった⁉

「椎間板ヘルニア」は、背骨をつなぐクッションの役目を担っている椎間板の内部にある髄核という組織の一部が飛び出し、神経を圧迫する病気です。椎間板ヘルニアをあんぱんに例えると、パン生地（椎間板）からあんこ（髄核）が飛び出して神経にあたっている状態です。腰部に起こるものは「腰椎椎間板ヘルニア」、頸部に起こるものは「頸椎椎間板ヘルニア」になります。

働き盛りの20～40代の男性に多く見られ、重い荷物を運ぶなど腰を酷使する職業の人や、長時間デスクワークをするなど腰に負担がかかる姿勢を取っている人が比較的発症しやすいといえます。また、腰まわりの関節がかたくなって椎間板に負荷がかかりすぎている人にも起こりやすいでしょう。

症状としては腰痛から始まり、お尻・太もも・足裏など下肢に痛みやしびれが生じます。そして、歩行障害や排尿障害が出る場合もあります。

椎間板ヘルニアは自然に治ることが多い病気で、発症してから6か月程度のうちに消失します。ただ強烈な痛みを伴うことがあり、手術を考える人も少なくないのでしょう。また、すべての椎間板ヘルニアが自然に消えるわけではないこともつけ加えておきます。

手術で治らない理由のひとつとして、椎間板ヘルニアが痛みの原因ではない可能性があります。この根拠は、1995年に国際腰椎学会で報告された「ほとんどの椎間板ヘルニアは腰痛とは無関係である」という研究結果にあります（〝腰痛界のノーベル賞〟と評されるボルボ賞を受賞）。この研究は、腰痛を経験したことのない青年・壮年に画像検査を行ったところ、「腰に痛みのない人の76％に椎間板ヘルニアが見られた」というもので、脊柱管狭窄症にも同様の結果（腰に痛みのない人の85％）が見られています。

腰痛の原因を示したグラフ（P.30）からも、椎間板ヘルニアの割合は、腰痛患者全体の6・9％程度にすぎません。つまり、椎間板ヘルニアだからといって腰痛が起こるわけではないのです。にもかかわらず、椎間板ヘルニアと診断されて患部を取り除く手術を行ったところで、痛みやしびれがなくなるわけがありません。

痛みの根本原因に正しくアプローチできていないと、不要な手術をすることになってしまうのです。

「脊柱管狭窄症」になったら手術が必要!?

「腰部脊柱管狭窄症」は、腰部の脊柱管が狭くなり、その中を通る神経が圧迫されて腰や下半身に痛みやしびれが起こる病気です。加齢とともに発症頻度が高くなり、40代後半から発症する人もいます。

脊柱管狭窄症は、進行する可能性が高い「馬尾型」と進行しにくい「神経根型」があります。馬尾は脊柱管を通る神経の束、神経根は馬尾から左右に分かれた神経の根元のことです。馬尾型は進行すると下肢の筋力低下や排尿障害が出る場合があり、寝たきり状態になる可能性もあります。馬尾型の場合、保存療法では効果のないことが多いようです。神経根型は多くの場合、数年以内で自然に改善します。

腰部脊柱管狭窄症の場合、おじぎをしたりイスに座ったりするなど、前かがみの姿勢の時に症状が軽減します。逆に、からだを後ろに反らすと痛みやしびれが強くなります。腰部椎間板ヘルニアの場合は、前かがみの姿勢の時に症状が強まります。

腰部脊柱管狭窄症の代表的な症状は、「間欠性跛行」と呼ばれるものです。歩いている間にだんだん足が痛くなったりしびれたりして、しばらく前かがみになって休むと症状が軽減し、また歩き始めることができるようになります。痛くて5分も歩けない人もいれば、30分以上歩くとつらいという人もいて、症状の強さや痛みへの耐性は人によってさまざまです。

腰部脊柱管狭窄症の治療においては複数の痛み止めの薬を処方されることが多いため、特に高齢の患者さんは「ポリファーマシー※」の頻度が高いことが懸念されています。そこで手術は有用であるという調査結果も出ていますが、薬の量を減らせるからといって、私は安易に手術をしてはならないと思います。

また、手術をしなくても日常生活の中で腰をカバーできるようにすれば、歩ける時間を少しずつ長くしていくこともできます。狭くなった脊柱管の神経の圧迫をゆるめた状態を筋力でキープし、少しでも痛みが緩和された状態を維持するのです。

手術のリスクを負うことなく、日常生活を送れるように痛みを改善する方法もあるため、手術をすすめられたからといって慌てて決断しないようにしましょう。

※「ポリファーマシー」:「Poly（＝多い）」と「Pharmacy（＝調剤）」を組み合わせた造語。単に服用する薬剤数が多い（6種類以上がひとつの目安）だけでなく、それに関連して薬物有害事象のリスク増加、服用過誤、服薬アドヒアランス低下等の問題につながる状態

「坐骨神経痛」は病名ではない⁉

お尻から太ももの裏側、すねや足先にかけての痛みやしびれは、「坐骨神経痛」と呼ばれる症状の代表例です。腰椎から足先に伸びている坐骨神経に痛みが走り、焼けつくような感覚や電気が走ったような痛みやしびれが生じます。

坐骨神経痛が起こる原因となる主な病気は、次の通りです。

腰部や脊椎の病気

腰椎椎間板ヘルニア、腰部脊柱管狭窄症、腰椎すべり症、腰椎部の脊椎炎、脊椎骨折、腰部骨盤の腫瘍など

腰部や脊椎以外の病気

坐骨神経の腫瘍、アルコールなどの中毒性疾患、糖尿病、帯状疱疹、下肢の動脈閉塞、子宮内膜症など

例えば、腰椎椎間板ヘルニアの場合、坐骨神経に髄核があたってお尻に痛みが出ます。腰部脊柱管狭窄症の場合、脊柱管の中にある神経が圧迫されて、腰やお尻から足にかけて痛みやしびれが出るのが一般的です。

骨と骨の間が狭くなって神経を圧迫していたとしても、仰向けに寝て背筋が伸びて痛みが出ていないようであれば、坐骨神経痛は治すことができます。坐骨神経痛は、痛みの根本原因となる部位への施術や生活習慣で改善することができるのです。

急に腰が痛くなれば、すべて「ぎっくり腰」と呼ばれる

「ぎっくり腰」は「急性腰痛」と呼ばれ、急に腰が痛くなったら、すべてぎっくり腰といいます。ものを持ち上げようとした時や腰をねじるなどの動きをした時に急に起こることが多いのですが、何もしていない時にも起こることがあります。

ぎっくり腰は、反り腰や猫背のような姿勢を取り続けることでも急に発症します。長時間、ずっと同じ姿勢でいると、腰に負担がかかりすぎてしまうからです。

ぎっくり腰は筋肉や筋膜が炎症を起こしている状態や傷ついている状態、腰がつっている状態などです。

筋肉や筋膜の炎症によるものは、安静にしていても痛みがあります。

また、「つる」というのは筋肉が収縮して伸びなくなり、そのままかたまってしまうことです。腰に疲労が溜まっていたり腰が冷えていたりすると起こり、ミネラル不足でも起こります。

臨床現場における見解では、背中の筋肉がつっているよりも、骨盤の維持や股関節の動きにかかわっているお腹の筋肉、「腸腰筋」がつっている場合が多く見られます。腸腰筋のつりを治すと、ぎっくり腰の痛みが緩和されることがあるのです。

ほかにも、椎間関節の捻挫によってもぎっくり腰が起こります。この場合、椎間板内の髄核の位置がずれて線維輪が傷つき、炎症を起こしています。

ぎっくり腰になったら、痛みが強い時は安静にして患部を冷やしましょう。そして、痛みが弱まってきたら、できるだけ早いうちからからだを動かすのが正解です。

ぎっくり腰は動いたほうが良い!?

左ページのグラフをご覧ください。ぎっくり腰になった場合、安静にしているよりもできるだけ動いたほうが症状の回復が早く、再発率も低いことがわかっています。

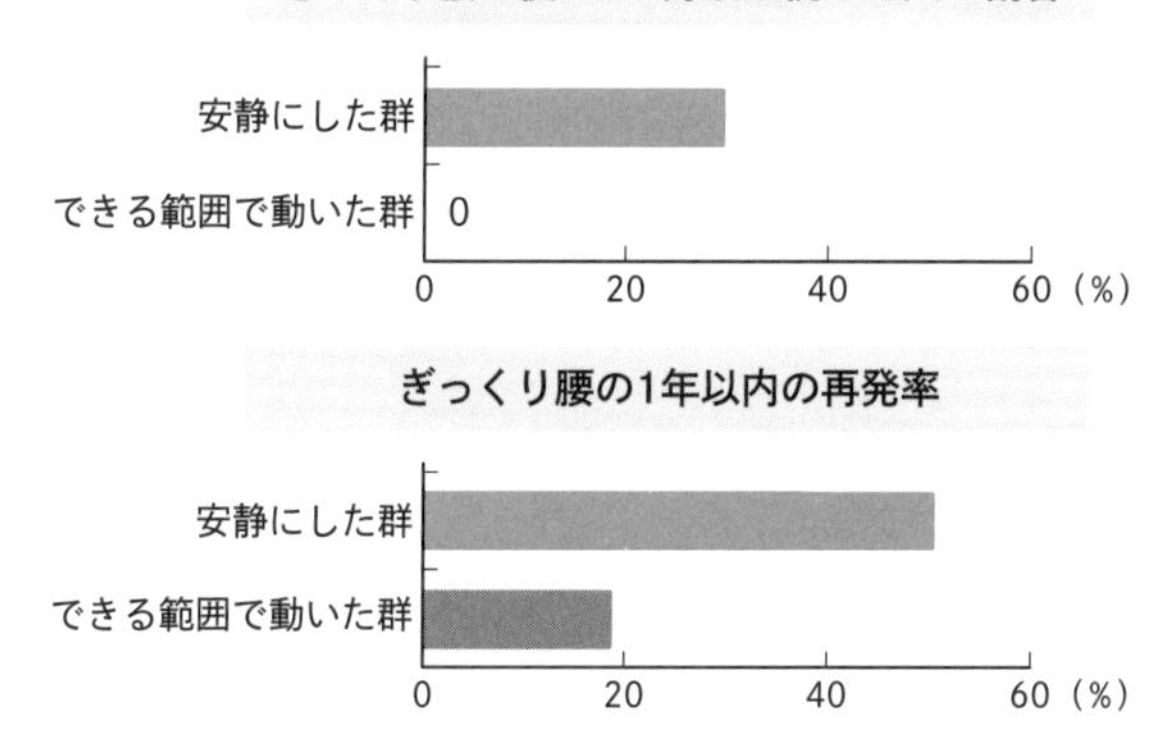

医療機関を受診した腰痛患者（ぎっくり腰）のうち、「できるだけ安静にするよう指導された人」（68人）と「痛みの範囲内で活動してよいと言われた人」（32人）について調査。
（出典：Matsudaira K, et al. Industrial Health. 2011;49:203-208.）

ぎっくり腰がクセになる理由のひとつは、ぎっくり腰になった時と同じ動きをして、また同じ部分に負荷をかけているから。

もうひとつは、患部が完全に修復していない状態で、腰に負担がかかる動きをしているからです。

また、筋肉や関節の柔軟性が低下しているために、ぎっくり腰が再発しやすくなっているともいえるでしょう。

ほとんどの腰痛は「腰」に原因があるわけではない!?

腰痛の「痛み」は神経の圧迫から起こる

腰痛や肩こり、頭痛など「痛み」の種類はさまざまあり、日本人の約20〜30%がなんらかの痛みを感じているといわれています。

医学用語では、痛みのことを「疼痛（とうつう）」と呼び、「侵害受容性疼痛」と「神経障害性疼痛」「心因性疼痛」に分類されます。これらは異なる原因によって痛みが起こり、それぞれ特徴的な痛みの性質を持っています。ここでは心因性疼痛には触れず、からだが感じる2つの痛みについて簡単に説明します。

侵害受容性疼痛

・からだに危険を伝える痛み

・主に急性の痛み
例）切り傷・火傷・打撲・骨折などのケガをした時の痛み、一部の頭痛や歯痛、関節リウマチや変形性関節症の痛み
痛みの原因：外傷や感染による炎症や内外からのさまざまな刺激によって、末梢神経にある痛みを感じる部分、「侵害受容器」が刺激されて起こる
痛みの性質：重くズーンとした痛み方で、「脈打つような」「ズキズキするような」と表現されることが多い

神経障害性疼痛

・外傷や炎症などが見えない痛み
・慢性的な痛みや「難治性疼痛」に進行しやすい痛み
例）坐骨神経痛、頸椎症に伴う痛み、帯状疱疹が治った後の長引く痛み、糖尿病の合併症に伴う痛み
痛みの原因：神経自体の圧迫や、なんらかの原因による神経伝達の障害から起こる

痛みの性質：40代以上に多く見られ、「電気が走るような」「しびれて痛いような」と表現されることが多い

神経が圧迫されると脳に電気信号が伝わり、私たちのからだは痛みを感じます。からだで受け止めた刺激を脳が知覚して、痛みが生み出されるのです。

腰にはさまざまな神経信号が集まってくるため、腰とは関係のない部位の痛みも出やすく、腰の神経（脊髄や馬尾神経）には髄核や線維輪などさまざまなものがあたりやすいため、他の部位よりも危険にさらされています。

痛みは本来、私たちのからだや命を守るための危険信号で、生きていく上で欠かせない役割を担っています。また、原因がわからない痛みはストレスになり、不眠や抑うつ状態などの心因性のトラブルを引き起こすきっかけにもなります。

痛みは〝万病のもと〟といえるので、腰痛には予防や治療が不可欠です。

腰痛を引き起こす要因はほかにもある!!

加齢によるからだの変化

老化が進むと腰痛患者は増えます。なぜなら、筋力が低下し、軟骨がすり減るからです。25～30歳頃から加齢に伴って筋力は低下し始めますが、急激に筋肉が落ちる病気を「サルコペニア」（筋肉減少症）といいます。65歳以上の高齢者に多く見られ、75歳以上になると急増します。

筋力が低下していく老化現象自体を止めることはできませんが、日常的にからだを適度に動かし、全身の筋肉の30％程度を使えていれば、今ある筋力は維持できます。一方でからだを動かさずにいると、全身の筋肉量は加齢とともに減少し続け、特に足腰の筋肉量は20代の頃に比べて、50代では約10％、80歳では約30％も減るといわれています。

日常生活の中で筋力低下を防ぐ場合、過度に階段の上り下りをすることはおすすめしません。これらはひざ軟骨をすり減らす動きであり、軟骨は消耗する一方なので無駄使いをせずに大切にしてほしいのです。

また、軟骨と同じような組織である椎間板は加齢によって弱くなったり、弾力性が失われたり、変形したりするため、腰痛が慢性化しやすくなります。椎間板に負荷がかかる腰を強くひねる動きは腰痛を引き起こすため避けましょう。

加齢に伴って筋力が低下する原因には、末梢神経（脳と脊髄以外の神経）の老化もかかわっています。末梢神経が老化すると神経の信号を伝える機能が低下し、筋力が低下したり、感覚が鈍くなったりします。

高齢になるとあまり痛みを訴えなくなるのは、末梢神経の老化が影響しているといえるでしょう。

中には痛みは老化現象のせいであると誤解して、痛みを訴えない人もいます。腰痛になっているのに痛みを感じにくくなっていることもあるため。

高齢になったら痛みの感じ方が鈍くなっていることを頭に置いて、腰の危険信号を見逃さないようにしましょう。

他の病気と腰痛の関係

腰痛は内臓の異変を知らせるサインでもあります。内臓に異変が生じると、からだの特定の部位が痛くなったり、押された時に痛かったりします。例えば、腎臓病が進行していると腎臓そのものには痛みは感じられず、腰や背中が痛くなります。これらの痛みは「関連痛」と呼ばれ、内臓の痛みにもかかわらず特定の部位で痛みが起こっていると脳に伝わっているのです。

内臓の痛みは「内臓痛」と呼ばれ、内臓自体が感じる痛みは鈍痛や締めつけられるような痛みと表現され、実際にどの臓器に異変が生じているのかがはっきりしません。例えば、寝室で眠っている時に火事が起こった場合、火元がキッチンなのかトイレなのかが即座にはわからない、といった具合です。

腰が痛くなった時のひとつの判断基準として、安静にしていても痛い場合は内臓の病気である可能性もあります。からだを動かすと痛い場合は整形外科で診てもらい、自分で判断できない場合はまず総合診療科で診てもらうといいでしょう。「たかが腰痛」とあなどらず、腰が痛くなったら医療機関できちんと診察を受けましょう。

腰痛予防＆対策がもたらす〝福音〟は、いきいき長生き人生‼

腰痛にならないようにすれば認知症を防げる⁉

２０２５年には、65歳以上の高齢者の５人に１人が認知症になるといわれています。

認知症を防ぐには、次の２つのことが重要です。１つめは、脳への血流を良くすること。もうひとつは、脳を使うことです。

この２つを同時に日常生活の中で行うことができるのが、歩行動作です。

最近では、歩き方をＡＩが解析して認知症の兆候を早期発見するシステムが開発されており、歩くことで認知症が予防できることがわかってきました。

そもそも認知症は脳が萎縮する病気です。筋肉と同じように、脳も使われなくなると機能が維持できなくなります。そのため、歩く時には目的地や目標を設定し、脳を使うといいでしょう。目的地の情報を調べたり目標を決めたりする時に、脳を使うことになります。

また、歩行時には全身の筋肉のうち、最大で約80％もの筋肉が活動しているといわれています。脳が正しく機能するためにはスムーズな血流と十分な量の酸素が必要で、歩いて全身を動かすことで脳のはたらきが活性化します。無理せずゆっくり歩くだけでも、脳内の血管が広がって、血流が促進されることがわかっています。

認知症だけでなく、歩くだけで腰痛も予防できると私は考えています。第2章で説明したように、お腹を使って正しく歩くことができれば、腰痛にはならないはずなのです。歩くだけで腰痛離れができて、認知症も防ぐことができるのだから、ふだんから正しい歩き方を身につけましょう。たったそれだけで健康でいられるのです。

余談になりますが、80歳以上で腰の痛みがある人が認知症になるリスクは、痛みがない人に比べて半分であったとの報告もあります（大規模調査研究プロジェクト「日本老年学的評価研究（JAGES）」）。この場合、腰痛が認知症を防ぐというのではなく、80歳を過ぎても痛みを感じられているということは、脳の機能が維持できていることを示す可能性があるというものです。逆に、腰にトラブルを抱えているにもかかわらず痛みを感じなくなっていたら、脳の機能が低下して認知症になる危険性があるといえるでしょう。

脳の機能を維持するためにも、歩いて腰痛と認知症をいっしょに予防しましょう。

腰痛予防&対策で健康寿命も延びる!

日本人の平均寿命は、男性が81・47歳、女性が87・57歳(2021年時点)。健康寿命(日常生活に制限のない期間)は、男性が72・68歳、女性が75・38歳(2019年時点)で、平均寿命と健康寿命との差は、男性で8・79歳、女性で12・19歳となっています。

この統計からも、およそ10年もの間、日常生活の中になんらかの支障が出ている、ということになります。

この差を埋めるためには、何歳になっても自分の足で歩けるようにすることです。歩行速度と健康状態の関係を調査したところ、早歩きができる人は生活習慣病や認知症などの大きな病気にかかることなく健康を維持できる率が高く、健康寿命が長いことがわかりました。また、歩行速度と平均寿命が比例しているという結果も出ています。

速度が出るように歩くためには、ふだんから腰痛にならない状態をつくっておく必要があります。日常生活の中で筋力を維持して、いつもすたすたと歩けるような人生を目指しましょう。

腰痛予防&対策のモチベーションは続かないのが前提！

3か月ジム通いが続く人はたったの数%！

日常生活を送る上で支障がなければ、人はなんらかの対策をとったり、具体的に行動したりはしないものです。例えば、太ってきたとしても衣服でボディラインが隠れ、見た目もさほど変わっていなければ、ダイエットはしないでしょう。

腰痛の場合、今腰が痛くなければ、大概の人は予防も対策もしないものなのです。さらにいうならば、モチベーションはけっして続かないと断言します。

スポーツジムに通う人で3か月続く人は、約3%しかいないというデータもあり、はじめのうちはやる気があって入会しても、ほとんどの人が続かないのが現状です。筋力アップであれば、本来は3か月くらい経たないと筋肉が鍛えられた効果を実感することはできません。にもかかわらず、効果が出る前に辞めてしまう人がほとんどです。

筋トレにしても腰痛予防&対策にしても「まずは3か月」続けられれば、自ずと習慣化されるのですが、行動を続けるための工夫がなければ、たったの1週間でも続けることは難しいでしょう。モチベーションで行動を続けられるのは、せいぜい1~2日です。だからこそ、歯磨きのように習慣にしなければならないのです。

では、どうすれば習慣化できるかは、次の項目で提案しましょう。

腰痛離れができないのは性格の問題もある!?

腰痛になりやすいかなりにくいかは、性格が関係していると私は考えています。

例えば、知的好奇心が旺盛ですぐに行動に移す人は、これまで本書で述べてきたことを実行するでしょうから、腰痛になりにくいといえます。

一方、面倒くさがりな人やダラダラしがちな人は、ふだんからからだを動かしておらず、使っていない筋肉がすでに弱くなって筋力が低下しているので疲れやすいでしょう。となると、動くことが余計しんどくなっているので、腰痛を引き起こす負のスパイラルから抜け出すことができません。

また、生真面目で神経質な人はストレスを抱えやすく、精神的要因で腰痛になりやすい面があるかもしれません。ストレスが脳に影響してドーパミンが放出されにくくなると、痛みが長引いたり、わずかな痛みを強く感じたりもします。

性格はそう簡単には変えられないと思いますが、「ラクしたい」という気持ちをなくすことはできます。

腰痛のリスクを考えたら、ラクしたい気持ちはなくなるでしょう。

3要素のしくみづくりで腰痛離れは成功する!!

腰痛予防&対策のしくみづくりに必要な3要素！

日常生活の中で正しい姿勢、正しいからだの使い方を身につけて習慣化し、腰痛予防&対策を続けるためには、次の3つの要素が必要になります。

①腰痛予防&対策の「優先順位」が上がっているか
②腰痛予防&対策の「効果」を実感できているか
③腰痛予防&対策の「計画」に納得できているか

1つめの「優先順位」を上げるには、やることに期限を設けることです。「いつまでに・何ができるようにするか」を具体的に決めて、少しずつでも達成感が得られるように、大きなゴールではなく小さなゴールを設けること。長期目標と短期目標を設定し、目標を達成したら自分にご褒美をあげるのもいいでしょう。

2つめの「効果」を実感できているかは、視覚や触覚に訴えるのが最も効果的です。例えば、姿勢が良くなったり筋肉がやわらかくなったりすると、効果が実感できますよね。一方、日常生活の中で予防や対策の効果を実感するには時間がかかりますが、まずは腰が痛くなる動きや日常生活の中で支障がある動きから変えてみると、痛みが軽減されたり、できなかった動きができるようになったりするので、比較的、効果を実感しやすいと思います。

3つめの「計画」に納得できているか。これは施術院側が患者さんに提案する施術計画のことで、〝施術のゴール〟にたどり着くまで施術院に通い続けてもらうために必要になります。

腰痛予防&対策の優先順位を上げ、少しずつ効果を実感することができれば、続けやすくなるでしょう。

おわりに

腰痛に対する正しい知識と正しい予防&対策をお伝えし、読者の皆さんに生活習慣から見直していただくことができるように、これまで説明してきました。少しでも役に立つ知識が得られたなら幸いです。

何より、腰痛の悩みや不安から解放され、幸せな人生を送っていただきたい。そんな想いで本書を執筆しました。


腰が痛いと思ったら、日常生活の中の動きを見直すチャンスです。

どんなことも「思い立ったが吉日」で、すぐに腰痛予防&対策を始める人はからだを健康的に維持することができ、病気などの不測のエラーが生じることがなくなって、人生においても得をするし成功するようにもなります。

腰痛による筋力や運動機能の低下は、将来の日常生活にも悪影響を及ぼします。腰痛をきっかけに、日常生活の中における正しい姿勢や正しいからだの使い方を身につけ、それを習慣化することができたなら、きっと人生が良い方向に変わるでしょう。

そのためには、自分の性格やふだんの行動パターンを考慮して、どういったしくみをつくれば腰痛予防&対策に取り組むことができるかを考えてみましょう。

わかりやすい例を挙げると、外出する際に忘れ物をしないようにするためのしくみとして、仮に自宅でワイヤレスイヤホンを充電中だとして、そのそばにキーケースを置いておきます。自宅を出る時にはカギをかけ忘れることはめったにありませんよね。そのため、カギといっしょに置いてあるワイヤレスイヤホンも忘れずに持って出ることができます。

筋トレであれば、トレーニングジムなどにお金を先に支払ってしまうのもひとつの手です。また、施術院に通い続けるには、回数券を購入するのもいいでしょう。

本来は腰を悪くする前に予防を始めたいところですが、「このままではまずい!」と気がついてやっと始める人もいます。ただし、「気が向いた時にやろう」という考えでは、恐らくいつまで経ってもやらずに終わるでしょう。時間や期限を設けたり、制約をつくったりすることで、やらなければならない状況や理由をつくるようにしましょう。

また、アメとムチで例えるなら、腰痛予防で得られる〝福音〟をアメ、腰痛になることの〝リスク〟をムチと考えれば、腰痛予防に取り組むようになるでしょう。

私の場合、どんなことでもいかにおもしろくするかを常に考えて行動しています。例えば、毎日の通勤を楽しむためにロードバイクで通っていて、腰痛予防も併せて行っています。面倒なことはせずに「ラクをしたい」という気持ちも、自分がおもしろいと思える行動に置き換えてみるといいでしょう。腰痛予防&対策にもゲームのような要素を取り入れれば続けやすくなるかもしれません。

家族や友人といっしょに取り組むのもいいでしょう。

余談ですが、ある企業では腰痛予防のためにポスターを作成し、「頭の重さは5kgのボウリング球くらいである（成人の頭の重さは体重の10%程度で、体重50kgの人の頭の重さは約5kgになる）」と具体的に頭がどれほど重いのかを示し、正しい姿勢をとることが大切であると伝えたところ、姿勢を意識するようになった人が多かったそうです。

このように、行動を変えるためのしくみをつくって腰痛離れを実現させましょう。

ただし、本人の意識や努力だけで日常生活の中で筋力を維持すること、筋力を上げることはなかなか難しいかもしれません。そこで、私たち施術家を頼っていただければと思います。

医師は腰の状態を診断し、必要に応じて手術はしてくれますが、日常生活の中で正しい姿勢がとれているか、正しいからだの使い方ができているか、といったことは診てくれません。腰痛の根本治療に携わるのは、私たち施術家の役目です。ここでいう根本治療とは、「日常生活の中で腰痛を治すこと」を意味します。

そもそも自分一人で腰痛予防&対策を続けられるほどの意志がある人は多くはありません。しかも、腰痛予防&対策は英会話やトレーニングと同じように「三日坊主」になりがちです。だからこそ、私たちが患者さんに寄り添い、患者さんが予防や対策、ケアを継続できるようにサポートする必要があると考えています。

腰痛予備軍の方も腰痛持ちの方も、私たちといっしょに腰痛離れを目指しましょう。

また、本書を通じて一人でも多くの施術院スタッフが正しい知識を身につけ、施術の技術を向上させて、施術院選びで困る患者さんがいなくなることを願っています。

2023年7月

熊田祐貴

編集協力　株式会社 天才工場
株式会社 リバーウエスト
カバーデザイン　コバヤシヒロミ
本文デザイン・DTP　谷元将泰
イラスト　梅津由紀子
草田みかん

熊田祐貴（くまだ・ゆうき）

柔道整復師／鍼灸師。現在、京都府に「西院駅前鍼灸整骨院」、「花園駅前鍼灸整骨院」の２院を開院。

2013 年、京都で花園駅前鍼灸整骨院を開業。たった１回で、つらい腰痛を治す施術は口コミで広がり、『女性自身』で「神の手をもつ治療院」として取材を受ける。リピート率は 90 パーセント以上を誇り、その高度な治療技術を全国からプロの整体師が学びに来ている。

ライフワークは、日本人の痛みの概念を変えること。生活習慣や日常生活による「痛みの根本原因」に日本人が意識を向けられるよう、講演会やセミナー、各マスコミにて意識改革に取り組んでいる。

読んで防ぐ **腰痛の本**

■発行日	令和5年7月25日　第一刷発行
■著者	熊田祐貴
■発行者	漆原亮太
■発行所	啓文社書房
	〒160-0022　東京都新宿区新宿5-7-8　ランザン5ビル5階
	電話 03-6709-8872 FAX 03-6709-8873
■発売所	啓文社
■印刷・製本	株式会社光邦

ISBN 978-4-89992-087-8　C2047　Printed in Japan